DR. MED. CARSTEN GROHMANN

# IN DER SPRECH STUNDE: GRAUER STAR

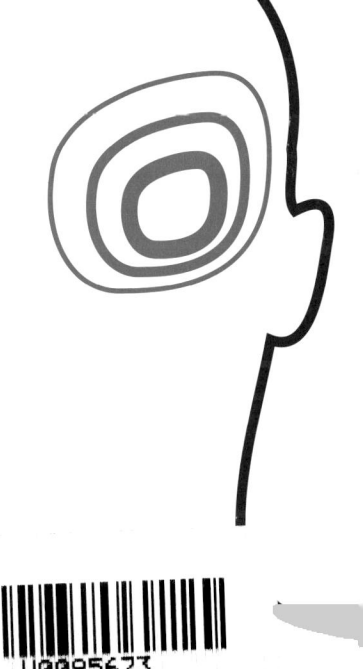

ERKENNEN
VERSTEHEN
BEHANDELN

**herbig**

**Bildnachweis**

Mit 3 Illustrationen von Adobe Stock: Seite 8 (bilderzwerg), 64 (Axel Kock), 77 (K. Nakano)
Mit 1 Illustration von Shutterstock: Seite 111 (Irina Strelnikova)

**Impressum**

Umschlaggestaltung von Vanessa Frömmig

Alle Angaben in diesem Buch erfolgen nach bestem Wissen und Gewissen. Sorgfalt bei der Umsetzung ist indes dennoch geboten. Der Verlag und der Autor übernehmen keinerlei Haftung für Personen-, Sach- oder Vermögensschäden, die aus der Anwendung der vorgestellten Materialien, Methoden oder Informationen entstehen könnten.
Sollte diese Publikation Links auf Webseiten Dritter enthalten, so übernehmen wir für deren Inhalte keine Haftung, da wir uns diese nicht zu eigen machen, sondern lediglich auf deren Stand zum Zeitpunkt der Erstveröffentlichung verweisen.

Unser gesamtes Programm finden Sie unter kosmos.de/herbig.

Gedruckt auf chlorfrei gebleichtem Papier

© 2024, herbig in der Franckh-Kosmos Verlags-GmbH & Co. KG,
Pfizerstraße 5–7, 70184 Stuttgart
Alle Rechte vorbehalten
Wir behalten uns auch die Nutzung von uns veröffentlichter Werke für Text und Data Mining im Sinne von § 44b UrhG ausdrücklich vor.
ISBN 978-3-96859–050-9
Projektleitung: Nicole Janke
Redaktion: Dr. Doris Kliem, Urbach
Gestaltungskonzept, Gestaltung und Satz: DOPPELPUNKT, Stuttgart
Produktion: Vanessa Frömmig
Druck und Bindung: Printer Trento SRL, Trento
Printed in Italy/ Imprimé en Italie

FSC
www.fsc.org
MIX
Papier | Fördert
gute Waldnutzung
FSC® C015829

# INHALT

# VORWORT

Liebe Leser:innen,

vielleicht wurde bei Ihnen, im Familien- oder Bekanntenkreis ein grauer Star diagnostiziert und Sie haben viele Fragen und vielleicht auch Ängste oder Bedenken. Leider ist oft in der augenärztlichen Sprechstunde nicht so viel Zeit, wie man es sich wünschen würde, um alle Fragen ausführlich zu beantworten, oder es kommen Ihnen erst später noch Fragen, die dann unbeantwortet bleiben. Vielleicht hat Ihre behandelnde Augenärztin oder Ihr behandelnder Augenarzt Ihnen bereits eine Operation vorgeschlagen, oder Sie möchten sich auf den anstehenden Arztbesuch vorbereiten. Dieses Buch mag Ihnen hierbei eine Hilfe sein. In meinem klinischen Alltag der Sprechstunden in einer großen Universitätsklinik werden mir tagtäglich von Patientinnen und Patienten viele Fragen gestellt, von denen ich eine Auswahl der häufigsten hier zusammengetragen habe. Auch haben wir in der Klinik einen intensiven Austausch mit Selbsthilfegruppen und Vertretungen von Patientinnen und Patienten, im Rahmen dessen viele Fragen gestellt werden, die leider oft in der kurzen Zeit der Sprechstunde nicht ausführlich beantwortet werden können. Ihre Ärztinnen und Ärzte werden dankbar sein, wenn Sie gut vorbereitet in die Sprechstunde kommen und bereits ein solides Basiswissen über den grauen Star und die möglichen Linsentypen mitbringen. Mein Anliegen ist es, dass meine Patientinnen und Patienten gut informiert und vor allem mit einem guten Gefühl aus der Sprechstunde gehen, denn es geht um Ihre Gesundheit und auch Ihr persönliches Wohlbefinden. Dieses Konzept hat sich im Band über den grünen Star der gleichen Reihe bewährt. Daher wurden bestimmte Inhalte, die thematisch für beide Krankheitsbilder relevant sind, übernommen.

Im Bereich der Behandlung des grauen Stars hat sich in den letzten Jahren viel getan. Neben multifokalen Linsen und EDOF-Linsen gibt es stetige Weiterentwicklungen, die eine (zumindest teilweise) Brillenfreiheit ermöglichen können. Daher ist die Wahl der richtigen Intraokularlinsen auch sehr individuell: Sie hängt von den Gegebenheiten des Auges und den verschiedenen Linsentypen ab. Ich habe versucht, die Möglichkeiten in ihrer Breite abzudecken, aber jede Therapie im Detail zu betrachten, würde den Rahmen dieses Buches bei Weitem sprengen. Da mir der persönliche Austausch wichtig ist, sind Online-Veranstaltungen zu diesem Buch geplant, bei denen wir uns auch gemeinsam austauschen können. Informationen dazu finden Sie auf der Webseite des Kosmos-Verlages (Link im Anhang).

Mein besonderer Dank gilt an dieser Stelle meiner Kollegin PD Dr. Andrea Hassenstein und meinem Kollegen Prof. Dr. Martin Spitzer sowie dem Optikermeister Daniel Hepper und allen, von denen ich die konservative und operative Therapie lernen durfte und auch in der Zukunft weiter lernen darf. In der täglichen Praxis der Sprechstunde bin ich darüber hinaus den Optometristinnen und Optometristen sowie den medizinischen Fachangestellten sehr dankbar, ohne welche die Vielzahl an Diagnostik, die es gibt, nur sehr schwer zu beherrschen wäre. Darüber hinaus sollte der interdisziplinäre Austausch im Team zum Wohle der Patientinnen und Patienten eines der wichtigsten Ziele sein. Frau Nicole Janke vom Kosmos Verlag und Frau Dr. Kliem vom Lektorat gilt ebenfalls mein sehr herzlicher Dank für die sehr gute Organisation und das Lektorat.

Wie wollen wir nun die Sprechstunde beginnen? Ich möchte mit Ihnen im Rahmen dieses Buches im Frage-Antwort-Stil die wichtigsten Informationen über den grauen Star durchgehen und versuchen, auf die häufigsten Fragen, die in der Sprechstunde gestellt werden, eine klare Antwort zu geben. Das Buch muss nicht von vorn nach hinten durchgearbeitet werden. Vielleicht haben Sie zu einem speziellen Bereich eine Frage oder wollen einfach nur etwas punktuell nachlesen. Wichtig ist mir, dass kein Buch die Sprechstunde und die persönliche Beratung durch medizinisches Fachpersonal ersetzen kann. Die Erfahrung zeigt aber, dass es oftmals leichter ist, wenn die Patientinnen und Patienten bereits Vorwissen über ihre Erkrankung in die Sprechstunde mitbringen und darauf aufbauend gezielt Fragen stellen. Auch ist es dann leichter, die möglichen Therapien zu besprechen und den richtigen Weg gemeinsam zu beschreiten. Auch wenn viele Betroffene sich eine sofortige Lösung für ihre Krankheit, den grauen Star, wünschen: Die Auswahl der richtigen Linse und des Operationsverfahrens sollte überlegt getroffen und nicht überhastet entschieden werden. Ihre Ärztinnen und Ärzte können gemeinsam mit Ihnen die optimale Therapie festlegen. Wenn Sie informiert in die Sprechstunde gehen, gelingt dies oft leichter und zur Zufriedenheit aller. Ich sehe die Rolle der Ärztinnen und Ärzte dabei als Beratende der Patientinnen und Patienten. Und nun: Herzlich Willkommen in meiner Sprechstunde und machen Sie es sich bequem!

Ich wünsche Ihnen eine anregende Lektüre.

*Ihr Dr. med. Carsten Grohmann*

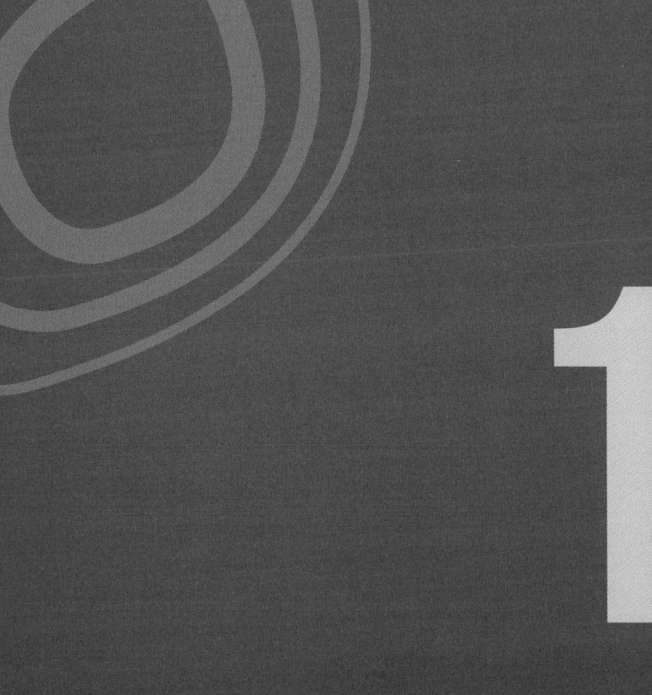

# GRAUER STAR: GRUNDLAGEN

1

# Wie ist das menschliche Auge aufgebaut?

Das Auge kann man sich gut als einen Fotoapparat vorstellen. Es besteht außen aus einer derben Hülle, der Lederhaut, die vorne in die klare Hornhaut übergeht. Die Lederhaut gibt dem Augapfel eine gewisse Struktur und Begrenzung und dient den Augenmuskeln als Ansatz. Nach innen folgt die Aderhaut, die Teile des Auges mit Blut versorgt, eine immunologische Aufgabe bei der Abwehr von Krankheitserregern hat und – eine ihrer wichtigsten Aufgaben – für den Abtransport von Wärme sorgt. Stellen Sie sich vor, Sie würden an einem wolkenlosen Tag im Hochsommer am Strand spazieren gehen: Die mit der Strahlung erzeugte Wärme auf der Haut und auch im Auge bei der Absorption (Aufnahme von Strahlung durch Materie) muss fortgeleitet werden, sonst würde das Auge beschädigt. Dafür sorgt die sehr gute Durchblutung der Aderhaut – eine Art Klimaanlage im Auge. Sie geht am vorderen Auge in Iris und Ziliarkörper über. Sie teilt somit den vorderen Augenabschnitt in die vor-

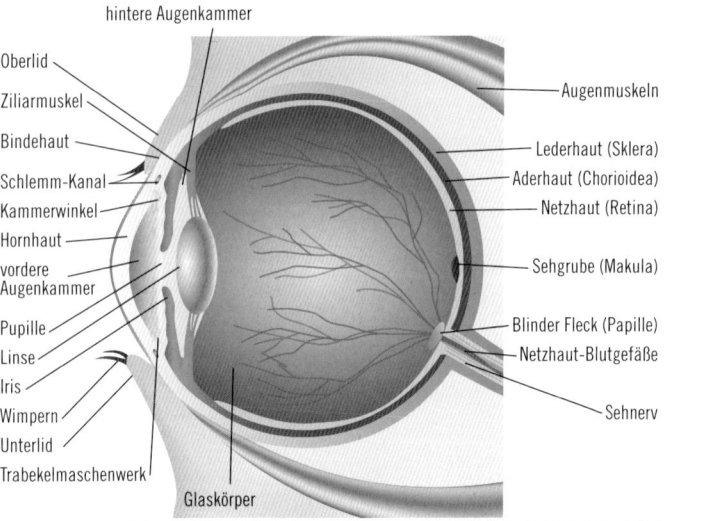

Querschnitt durch das Auge

## Unser Sehsinn

Das Licht gelangt zunächst durch den sehr dünnen Tränenfilm und die darunter befindliche Hornhaut in die vordere Augenkammer. Es durchtritt sodann die Pupille und passiert die Linse. Die Linse ist im Kapselsack mit feinen Fädchen, den Zonulafasern, am Ziliarkörper aufgehängt. Durch eine Kontraktion (Anspannung) oder Entspannung des Ziliarmuskels kann die Linse in jungen Jahren ihre Form ändern und ermöglicht dem Auge die Einstellung für die Fernsicht oder Nahsicht. Durch den Glaskörperraum erreicht das Licht schließlich die Netzhaut, wird dort in Form elektrischer Impulse verarbeitet und über den Sehnerv dem Gehirn zugeleitet. Es wird ein umgedrehtes Bild der Welt im Auge auf der Netzhaut abgebildet. Das Gehirn errechnet daraus dann das reale Bild, und dieses gelangt schließlich in unser Bewusstsein.

dere Augenkammer, in der im Kammerwinkel das Kammerwasser größtenteils durch das Trabekelmaschenwerk resorbiert (wiederaufgenommen) wird, und die hintere Augenkammer, in der der Ziliarkörper das Kammerwasser produziert. Dieses fließt von der hinteren Augenkammer durch die Pupille in die vordere Augenkammer.

## Welche Aufgabe hat der Sehnerv und wie ist er aufgebaut?

Man kann sich den Sehnerv als ein Bündel von vielen einzelnen Kabeln, den Axonen der Nervenzellen (Ganglienzellen), vorstellen. Jedes Auge besitzt mehr als eine Million Nervenfasern, die den Sehnerv bilden. Die Signale, die die lichtempfindlichen Zellen, die Fotorezeptoren, in der Netzhaut aufnehmen und nach einer Vorverarbeitung über die Ganglienzellen in elektrische Signale umwandeln, werden über diese Axone im Sehnerv an das Gehirn weitergeleitet. Dort werden sie verarbeitet und dem Bewusstsein zugeleitet.

Interessant ist, dass bereits in der Netzhaut selbst eine Vorverarbeitung dieser Signale stattfindet. Dadurch werden Kontraste verstärkt, und die Lichtempfindlichkeit der Zellen kann sich zudem der Umgebungshelligkeit anpassen.

## Welche Aufgaben hat die Linse im Auge?

Die Linse im Auge ist vergleichbar mit der Linse in einem Fotoapparat. Sie bündelt das Licht und sorgt dafür, dass das Panorama, das man vor Augen hat, im relativ kleinen Auge auf der lichtempfindlichen Netzhaut abgebildet werden kann. Die Linse ist dafür transparent und kann das Licht brechen. Sie arbeitet wie eine Sammellinse, wie sie auch in Lupen verwendet wird. Die Linse kann sich – vor allem in jungen Jahren – verformen und so für verschiedene Distanzen ein scharfes Bild auf der Netzhaut abbilden. Dies ist vergleichbar mit der Funktionsweise eines Fotoapparats. Mit Autofokus oder manuellem Fokus kann beim Fotoapparat eingestellt werden, welche Entfernung scharf abgebildet werden soll: Sind dies eher die Menschen im Vordergrund, oder soll der Hintergrund scharf sein? Im Auge sorgt der Ziliarmuskel dafür, dass sich die Linse verformt, um sich an verschiedene Distanzen anzupassen und automatisch scharf zu stellen. Die Linse sitzt im sogenannten Kapselsack, der über die Zonulafasern mit dem Ziliarmuskel in Verbindung steht. Die Linse selbst besteht aus dem Linsenkern (Nukleus) und der Rinde (Kortex). Darüber hinaus sorgt sie zusammen mit der Iris für einen dosierten Durchtritt von Kammerwasser aus der hinteren in die vordere Augenkammer.

## Was ist der graue Star?

Unter dem grauen Star versteht man die Trübung der Linse im Auge. Bei fortgeschrittenem grauen Star kann man die Trübung der Linse durch die Pupille sogar mit bloßem Auge sehen. Die andere

Bezeichnung für den grauen Star, die Katarakt, kommt aus dem Griechischen (*cataracta* = Wasserfall), da die Linse so weiß getrübt ist wie das Wasser eines brausenden Wasserfalls. Beim grauen Star können verschiedene Bereiche der Linse getrübt sein. So gibt es Trübungen des Kerns und der Rinde der Linse. Doch dazu später mehr (siehe Frage 39).

## Wie häufig ist der graue Star?

Im Prinzip trübt sich die Linse eines jeden Menschen im Laufe des Lebens ein, wird man nur alt genug. Der graue Star wurde uns allen also bereits in die Wiege gelegt. Studien zur Verbreitung des grauen Stars zeigen ein Vorliegen der Erkrankung bei mehr als 50 % der Menschen zwischen ca. fünfzig und sechzig Jahren sowie bei mehr als 90 % der Menschen zwischen ca. sechzig und 75 Jahren. Die Frage ist also immer: Ab wann spricht man von einer relevanten Linsentrübung und wann stört sie den Patienten so sehr, dass die Linse operiert werden muss? Die angeborene (kongenitale) Form des grauen Stars betrifft Kinder und kommt bei etwa drei von 10 000 Kindern vor. Übrigens: Jedes Jahr werden in Deutschland nach aktuellem Stand mittlerweile etwa 1 000 000 Kataraktoperationen durchgeführt.

## Wodurch unterscheiden sich grauer Star und Alterssichtigkeit (Presbyopie)?

Bei der Presbyopie handelt es sich um die sogenannte Alterssichtigkeit. Die Linse trübt sich im Laufe des Lebens nicht nur ein, wodurch grauer Star entsteht, sondern sie verliert auch an Elastizität und wird härter, sodass die Ziliarmuskeln die Linse nicht mehr verformen können. Das Scharfstellen auf nahe Gegenstände (Akkommodation) wie beim Lesen funktioniert nicht mehr gut. Deshalb müssen Objekte weiter weg gehalten werden, um sie scharf sehen zu können. Bemerkbar macht sich dies oft ab dem 45. Lebensjahr. Anfangs kann ein vergrößerter Leseabstand noch ausreichend sein, aber später muss mit einer Lese- oder Gleitsichtbrille das Unvermögen der Linse zur Akkommodation ausgeglichen werden.

## 7 Was ist Akkommodation?

Unter Akkommodation versteht man die Fähigkeit der körpereigenen Linse bei jungen Menschen, sich an verschiedene Entfernungen anzupassen. So kann sich das Auge in einem Moment auf die Leseentfernung einstellen und später beim Blick in die Ferne entspannen. Mit zunehmendem Alter wird die Linse härter und verliert die Elastizität, die ihr die Fähigkeit zur Einstellung für Nähe und Ferne gibt (Presbyopie; siehe Frage 6).

## 8 Was hat Myopie mit dem grauen Star zu tun?

Unter Myopie oder Kurzsichtigkeit versteht man den Zustand eines Auges, bei dem der Augapfel bezüglich der Brechkraft der Linse zu lang ist. Im Laufe des Lebens wird die Linse durch die Alterung starrer, und dadurch kann sich die Brechkraft der Linse verstärken. In der Folge entsteht das scharfe Bild im Auge bereits vor der Netzhautebene, und das Auge ist zu lang – die Menschen werden kurzsichtig. Eine Myopie kann grundsätzlich durch eine Brille mit Zerstreuungsgläsern korrigiert werden, mithilfe derer das Bild im Auge wieder weiter nach hinten auf die Ebene der Netzhaut verschoben wird. Wird die Linse im Laufe des Lebens zunehmend starrer, kann sich die Kurzsichtigkeit auch verstärken. Um nicht stetig neue Brillengläser kaufen zu müssen, kann eine Operation des grauen Stars (man spricht von einer sogenannten myopisierenden Katarakt) erforderlich sein. Davon unabhängig kann natürlich auch die Linsentrübung zunehmen.

## Was ist Hyperopie und welchen Einfluss hat der graue Star darauf?

Bei der Hyperopie oder Weitsichtigkeit handelt es sich um einen Zustand im Auge, bei dem die Brechkraft der Linse in Bezug auf die Länge des Augapfels nicht ausreicht. Das scharfe Bild entsteht also hinter der Ebene der Netzhaut. Eine Korrektur kann mit Brillen mit Sammellinsen erfolgen, die das Bild durch die zusätzliche Brechkraft wieder in die Ebene der Netzhaut nach vorn verlegen. Es gibt auch Fälle, bei denen durch die Veränderungen, die der graue Star hervorruft, eine Hyperopisierung des Auges eintritt. Bei einem Auge, in dem die Linse entfernt wurde (Aphakie), besteht eine Hyperopisierung von etwa 10 bis 15 Dioptrien. Dies wurde früher durch spezielle Brillen (Starbrillen) ausgeglichen.

## Warum heißt es grauer „Star"?

Mit zunehmender Trübung der Linse, die als gräulich-weiße Trübung hinter der Pupille zu erkennen ist, ändert sich auch das Sehvermögen deutlich. Deshalb kommt es bei einer unbehandelten Erkrankung zu einer deutlichen Einschränkung der Sehschärfe. Irgendwann können die Betroffenen nicht mehr fixieren und sehen Dinge sehr unscharf – sie „starren" dann mit leerem Blick in den Raum, was zur Namensgebung führte. Ähnlich verhält es sich beim grünen „Star", bei dem die zunehmende Erblindung unbehandelt zu einem starren Blick führt.

## Was ist im Unterschied zum grauen Star der grüne Star?

Unter dem grünen Star oder auch Glaukom versteht man eine Gruppe von Erkrankungen, denen gemein ist, dass der Sehnerv zunehmend geschädigt wird. Die Schädigung des Sehnervs ist dabei nicht reversibel (umkehrbar) und kann weiter bis zur schweren Sehbehinderung oder Erblindung voranschreiten. Für den grünen

Star gibt es verschiedene Risikofaktoren. Ein erhöhter Augeninnendruck ist sicherlich der bekannteste Risikofaktor für den grünen Star, aber bei Weitem nicht der einzige. Es gibt auch Patientinnen und Patienten, die an einem grünen Star leiden, obwohl der Augeninnendruck im Normalbereich liegt oder sogar eher niedrig ist. Die Krankheiten, die unter dem Begriff Glaukom oder grüner Star zusammengefasst werden, sind sehr verschieden und nicht immer mit einer Erhöhung des Augeninnendrucks verbunden. Weitere Informationen zum grünen Star finden Sie im Buch des Autors zu diesem Thema, das in der gleichen Reihe erschienen ist.

## Wann merke ich, dass ich an grauem Star leide?

In den frühen Stadien bemerken Sie das gar nicht. Die Linsentrübung schreitet anfangs langsam voran und verursacht noch keine Beschwerden. Im Laufe der Zeit können dann wahrnehmbare Beschwerden auftreten. Der Vorgang geschieht langsam und ab einem bestimmten Punkt der Trübung nehmen Sie erstmals Symptome wahr.

## Welche Beschwerden kann der graue Star verursachen?

Der graue Star kann eine Vielzahl an Beschwerden verursachen und wird von den Betroffenen unterschiedlich wahrgenommen. Die Farben können ausbleichen und die Sicht wird als „wie durch eine vergilbte Gardine" beschrieben. Dadurch, dass sich die Linse mit zunehmender Trübung auch gelblich-rötlich färbt, nehmen die Betroffenen dies als leichten Gelbstich wahr oder sehen die Farben wärmer, als sie eigentlich sind. Darüber hinaus kann sich die Sehstärke ändern und die Augen können kurz- oder weitsichtiger werden. Auch ist es möglich, dass sich die Hornhautverkrümmung ändert und Verzerrungen auftreten. Doppelbilder auf einem Auge (sogenannte monokulare Diplopie; siehe Frage 145) und vermehrte

Blendempfindlichkeit (siehe Frage 148) sowie Halos (Lichteffekte ähnlich einem „Heiligenschein") und Lichthöfe um Lichtquellen sind ebenfalls Symptome, die auf einen grauen Star hindeuten können. Bei Kindern und Babys kann der angeborene graue Star durch ein beginnendes Schielen, Auffälligkeiten im sogenannten Brückner-Durchleuchtungstest beim Kinderarzt und durch eine Leukokorie (siehe Frage 26) auf Fotos auffallen.

## Werde ich am grauen Star erblinden?

Der graue Star ist heutzutage sehr gut zu therapieren, und die Entfernung der Linse und das Einsetzen einer Kunstlinse sind Routineoperationen. Komplikationen sind sehr selten, können aber natürlich auftreten. Die Betroffenen erblinden vor allem, wenn der graue Star nicht therapiert wird und es zur Phakolyse (Verflüssigung des Kerns und Einreißen der Linsenkapsel mit Augeninnendruckanstieg) kommt oder die Linse sich so eintrübt, dass die Sichtachse nicht mehr transparent ist. Solche Verläufe gibt es noch in Entwicklungsländern, sollten aber bei uns nicht vorkommen. Daher ist es auch wichtig, dass ältere Menschen in Pflegeheimen regelmäßig untersucht werden, da eine erhebliche Linsentrübung die Orientierung und damit viel Lebensqualität nehmen kann.

## Gibt es beim grauen Star eine familiäre Belastung?

Eine familiäre Belastung kann es durchaus geben. Dies kann sowohl die kindlichen Katarakte als auch den (vorzeitigen) Altersstar betreffen. Wir fragen in der Sprechstunde in diesen Fällen auch immer ab, ob nahe Verwandte an einem grauen Star vorzeitig erkrankt waren oder sind. Man hat bereits Gene identifiziert, deren Mutation (Veränderung) zu bestimmten Formen der kindlichen Katarakt oder des vorzeitigen Altersstars führen können. Insbesondere Stoffwechselerkrankungen und Syndrome spielen bei Kindern eine

Rolle beim Auftreten der beidseitigen angeborenen Linsentrübung. Diesen Erkrankungen und Syndromen liegen genetische Veränderungen zugrunde. Darüber hinaus können Infektionen und Entwicklungsstörungen ursächlich sein. Auch wenn die Wissenschaft auf diesem Gebiet immer weiter Fortschritte macht, sind leider noch nicht alle Geheimnisse entschlüsselt, die die Vererbung des angeborenen oder vorzeitig auftretenden grauen Stars betreffen. Ein Thema, das gelegentlich in der Sprechstunde aufkommt, ist, ob man sich nicht auf das Risiko des vorzeitigen Auftretens des grauen Stars testen lassen könnte.

## Sind Gentests bei der Diagnose des grauen Stars sinnvoll?

Es gibt im Internet Unternehmen, die eine Untersuchung von Genen auf die bekannten Varianten für bestimmte Formen des grauen Stars anbieten, und das relativ kostengünstig. Ich rate Ihnen davon aber klar ab, und dies aus mehreren Gründen: Die Qualität der Anbieter im Internet ist nicht immer gesichert und nicht vergleichbar mit der einer qualifizierten humangenetischen Beratung und Untersuchung. Darüber hinaus gibt es sicherlich noch Mutationen und Varianten, die bisher nicht bekannt sind. Ein negativer Gentest vermittelt also eine falsche Sicherheit. Aber das für mich wichtigste Argument ist: Wenn der Test aus dem Internet eine Mutation oder Variante in einem bekannten Gen für den grauen Star oder eine andere Erkrankung bei Ihnen feststellt, wer kümmert sich dann um Ihre Fragen und Sorgen, berät Sie und klärt Sie auf? Ein Online-Chat kann das nicht. Können Sie mit der Belastung leben, dass Sie eventuell einmal vorzeitig erkranken könnten oder auch nicht? Denn das Vorliegen einer Mutation bedeutet noch lange nicht, dass Sie auch vorzeitig erkranken müssen. Das Recht auf Nichtwissen ist nicht umsonst so wichtig in der medizinischen Diagnostik. Genießen Sie das Leben und gehen Sie regelmäßig zur Vorsorge oder Kontrolle, das ist aus meiner Sicht viel effektiver. Gut etablierte

Verfahren der ergänzenden humangenetischen Diagnostik gibt es allerdings bei der kindlichen angeborenen Form des grauen Stars. Sie bringen Klarheit auch im Hinblick auf weitere Erkrankungen (zum Beispiel des Stoffwechsels), die mit Formen des kindlichen grauen Stars vergesellschaftet sein können. Daher ist bei Kindern die richtige Diagnose so wichtig.

## Welche Risikofaktoren für den grauen Star gibt es?

Der größte Risikofaktor ist das Alter: Mit den Jahren nimmt die Elastizität der Linse ab, da vermutlich durch freie Radikale und reaktive Sauerstoffverbindungen die in der Linse befindlichen transparenten Kollagenfasern zu verklumpen beginnen. Dadurch verlieren sie ihre Transparenz. Als natürliche Gegenmaßnahme enthält die Augenlinse besonders viel Vitamin C (Ascorbinsäure), die als potentes Antioxidationsmittel vermutlich viele reaktive Sauerstoffarten unschädlich macht. Irgendwann im Laufe des Lebens ist dieser Vorrat dann aufgebraucht und die Linse trübt sich ein. Ein weiterer Risikofaktor ist Diabetes: Durch schwankende Blutzuckerspiegel kann die Augenlinse unterschiedlich stark quellen, was zur Trübung und Degeneration der Linse führt. Auch eine Therapie mit Cortison – entweder längerfristig als Tablette oder in Form von Augentropfen – kann zu einer Trübung vor allem der hinteren Schale der Linse führen. Darüber hinaus können Verletzungen, Entzündungen und Operationen im Auge die Entwicklung des grauen Stars fördern. Strahlung (Wärmestrahlung als Ursache der sogenannten Glasbläserkatarakt sowie Röntgenstrahlung) und starke Stromflüsse durch den Körper (Unfall mit Starkstrom) sind ebenso mögliche Ursachen. Auch das Rauchen und UV-Strahlung werden als Risikofaktoren in Betracht gezogen. Darüber hinaus gibt es genetische Veranlagungen und Stoffwechselerkrankungen, die das vorzeitige Auftreten des grauen Stars wahrscheinlicher machen.

## Welche Krankheiten führen zu einem grauen Star?

Verschiedene Erkrankungen können – neben dem natürlichen Alterungsprozess – den grauen Star begünstigen. Dazu zählt unter anderem der bereits genannte Diabetes (siehe Frage 17), darüber hinaus aber auch Neurofibromatose und chronische Entzündungen (Uveitis). Starke Kurzsichtigkeiten und sogenannte erbliche Netzhautdystrophien wie *Retinopathia pigmentosa*, *Atrophia gyrata* oder das Stickler-Syndrom sind ebenfalls mit dem vorzeitigen Auftreten des grauen Stars assoziiert. Erhebliche Traumata (Verletzungen) des Auges können gleichfalls einen grauen Star begünstigen. Bei der angeborenen (kongenitalen) beidseitigen Katarakt stehen Erbkrankheiten wie das Down-Syndrom, Stoffwechseldefekte und intrauterine (in der Gebärmutter stattfindende) Infektionen im Vordergrund. Einseitige Befunde sind oft spontan bei ansonsten gesunden Säuglingen. Beispiele für Stoffwechselerkrankungen, die mit einer kongenitalen Katarakt einhergehen, sind Galaktosämie und Morbus Fabry. Typische ursächliche intrauterine Infektionen sind Röteln, Toxoplasmose, Varizelleninfektion, Zytomegalie und Syphilis.

# GRÜNER STAR: DIAGNOSTIK

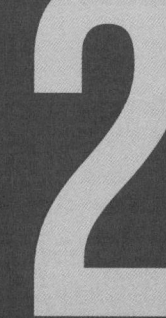

# Wie bereite ich mich auf den ersten Augenarztbesuch oder den ersten Klinikaufenthalt vor?

Die Anamnese ist die Basis ärztlicher Kunst. Das bedeutet, dass die Sie Behandelnden darauf angewiesen sind, möglichst viele Informationen über Ihre medizinische Vorgeschichte und Ihre Beschwerden zu erhalten. Darauf aufbauend kann dann unter Einbeziehung der klinischen und apparativen Untersuchungen gemeinsam mit Ihnen die beste Therapie gefunden werden. Bitte verschweigen Sie keine wichtigen Details, auch wenn sie Ihnen vielleicht peinlich sind (zum Beispiel die „Gläschen in Ehren"). Bringen Sie eine Liste (am besten schriftlich) der wichtigsten Punkte zur Erstvorstellung mit (siehe unten). Das ist eine große Hilfe. Auch wenn Sie nach etwas nicht aktiv gefragt werden, es Ihnen aber wichtig erscheint, sollten Sie es erwähnen. Ein Zettel hilft dabei, im Gespräch nichts zu vergessen.

## Typische Fragen bei der Erstvorstellung in einer augenärztlichen Praxis oder Klinik

### Medikamente:

- Haben Sie eine Liste Ihrer aktuellen Medikamente dabei?
- Wurden Medikamente abgesetzt oder gewechselt?
- Haben Sie Medikamente nicht vertragen?
- Wurden Sie schon einmal längere Zeit mit Cortison behandelt?
- Verschlechtert sich Ihr Sehvermögen, wenn Sie bestimmte Medikamente einnehmen?

### Anamnese/Risikofaktoren:

- Gibt es in Ihrer Familie Augenerkrankungen? Ist jemand erblindet?
- Wurden Sie bereits am Auge operiert oder gelasert?
- Haben Sie ein Trauma auf dem Auge oder am Kopf erlitten?
- Gibt es Rheuma in der Familie?

- Wurde bei Ihnen schon einmal eine Entzündung der Regenbogenhaut diagnostiziert?
- Welche Erkrankungen haben Sie?
- Leiden Sie an Herz-Kreislauf-Erkrankungen?
- Haben Sie einen Diabetes?
- Haben Sie Allergien gegen Medikamente?
- Haben Sie sonstige Allergien?
- Rauchen Sie? Wenn ja, wie lange und wie viele Packungen?
- Wie oft und wie viel Alkohol trinken Sie?
- Nehmen Sie Drogen ein?

**Befinden/Beschwerden:**

- Wie würden Sie Ihre Lebensqualität beschreiben?
- Wie geht es Ihnen?
- Können Sie Ihre alltäglichen Tätigkeiten noch selbstständig durchführen?
- Können Sie lesen oder brauchen Sie eine Lupe?
- Sind Sie blendungsempfindlich?
- Kommen Sie mit Ihren Augentropfen zurecht? Vergessen Sie manchmal eine Einnahme?
- Haben Sie das Gefühl trockener Augen? Ist das sehr belastend oder erträglich?
- Tropfen Sie selbst oder erledigt dies jemand anderes?
- Haben Sie Sehstörungen? Können Sie diese beschreiben?
- Fühlen Sie sich über Ihre Erkrankung gut informiert?
- Wie war Ihr Sehvermögen als junger Mensch? Haben Sie einen Führerschein?
- Fahren Sie noch Auto?
- Könnten Sie schwanger sein oder stillen Sie?

## Welche Untersuchungen erwarten mich beim ersten Augenarztbesuch?

Der erste Besuch in der Augenarztpraxis beginnt meist mit einer kurzen Voruntersuchung, bei der die Brillenwerte an einem Gerät (Autorefraktometer) ermittelt werden. Eine Anamnese, also das Erfragen der Beschwerden, der Vorgeschichte und möglicher Risikofaktoren, gehört ebenfalls zur Erstvorstellung. Sie sollten Ihre Ärztin oder Ihren Arzt auch auf Allergien und Unverträglichkeiten hinweisen und haben am besten eine Liste Ihrer Vorerkrankungen und Medikamente dabei. Oftmals bekommt man bereits am Anmeldetresen ein Formular überreicht, auf dem individuelle Gesundheitsleistungen wie die Messung des Augeninnendrucks oder spezielle Untersuchungen der Vorsorge für grauen und grünen Star angeboten werden. Lassen Sie sich beraten, was für Sie persönlich sinnvoll sein kann. Dieses Kapitel soll Ihnen dabei eine Hilfestellung sein und die Diagnostikverfahren erläutern, sodass Sie diese bezüglich des Nutzens für Sie selbst bewerten können. Ihre Ärztin oder Ihr Arzt wird Sie untersuchen und vielleicht noch einmal die Sehschärfe überprüfen sowie mit der Spaltlampe den vorderen und hinteren Augenabschnitt untersuchen. Zur Beurteilung des hinte-

### Ohne Auto zur augenärztlichen Untersuchung

Am besten kommen Sie grundsätzlich ohne Auto zur Untersuchung, dann können bedenkenlos die Pupillen weitgestellt werden, falls es erforderlich ist. Eine komplette Beurteilung der Augenlinse lässt sich nur mit weitgestellter Pupille durchführen. Mit einer Weitstellung (Mydriasis) dürfen Sie kein Auto fahren, da Sie dann vermehrt blendungsempfindlich sind und die Tiefenschärfe nachlässt. Darüber hinaus ist bei jüngeren Menschen die Scharfstellung für die Nähe (Akkommodation) eingeschränkt. In der Regel hält dieser Zustand für einige Stunden nach der Untersuchung an.

ren Augenabschnitts wird eine Lupe vor das Auge gehalten. Es kann auch ein Glas auf das Auge gesetzt werden, um den Kammerwinkel zu beurteilen (Gonioskopie). Es folgt das Gespräch, in dem die Befunde mit Ihnen besprochen werden und eine Therapie empfohlen werden kann. Sollte weitere Diagnostik mit Geräten erforderlich sein, kann diese später oder am gleichen Termin erfolgen.

## Wie wird die Sehschärfe gemessen?

Nach der Bestimmung der Brillenwerte mittels Autorefraktometer bekommen Sie die gemessenen Brillenwerte in der Regel über eine große und meist automatische Probierbrille, den sogenannten Phoropter, vorgelegt. Sie schauen dann auf eine Tafel in der Ferne und müssen Zahlen oder Buchstaben vorlesen. Bei gutachterlichen Fragestellungen werden bestimmte Sehzeichen (Optotypen), die Landolt-Ringe, verwendet. Dabei handelt es sich um Ringe mit einer kleinen Öffnung, die zu einer Seite zeigt, die Sie benennen sollen. Ihre Ärztin oder Ihr Arzt kann durch Veränderung der Brillenwerte die für Sie optimale Einstellung finden (Subjektivabgleich). Die Werte können dann auf die Brillenverordnung übernommen werden. Diese beinhaltet oft den Hinweis, dass es sich um einen „Refraktionsvorschlag" handelt, denn der Subjektivabgleich bis in das letzte Detail ist entweder eine individuelle Gesundheitsleistung Ihrer Ärztin oder Ihres Arztes oder wird im Optikfachgeschäft gemacht. Das sollten Sie beachten, wenn Sie Brillen im Internet bestellen und kein detaillierter Subjektivabgleich erfolgt ist. Nach Augenoperationen sollten Sie mindestens sechs Wochen warten und die Brillenwerte müssen erst stabil sein, bevor Sie Geld in eine neue Brille investieren, da sich die Brillenwerte nach einer Augenoperation zeitweise ändern können.

## Kann man die mögliche Sehschärfe abschätzen, wenn der graue Star sehr weit fortgeschritten ist?

Es gibt die Möglichkeit, mit speziellen Geräten die sogenannte retinale Sehschärfe zu bestimmen. Dabei wird mit Licht ein Streifenmuster (ggf. durch Interferenz von Laserstrahlen erzeugt, daher auch der Name Interferenzsehschärfe) auf die Netzhaut projiziert. Dieses Verfahren kann durch Trübungen der Linse und des Glaskörpers hindurch durchgeführt werden. Dabei müssen verschieden dichte Strichmuster in ihrer Orientierung erkannt und beschrieben werden. Dadurch lässt sich abschätzen, welches Potenzial zur Sehverbesserung durch eine Operation des grauen Stars gegeben ist oder ob eine Operation zum Beispiel aufgrund eines Schadens der Netzhaut oder am Sehnerv nicht den erhofften Erfolg bringen wird.

## Wie wird die Linse für mich berechnet?

Die Berechnung der richtigen Kunstlinse, die bei der Operation des grauen Stars in das Auge eingesetzt wird, erfolgt heute in der Regel mit Computern. Es werden dabei verschiedene Ansätze der sogenannten Biometrie des Auges verfolgt (siehe Frage 24). Dafür ist es wichtig, die genaue Länge des Auges zu kennen, damit die Kunstlinse in ihrer Brechkraft richtig dimensioniert werden kann. Darüber hinaus sind in einigen Formeln zur Berechnung der Kunstlinse Parameter wie die Tiefe der vorderen Augenkammer, Parameter der Hornhaut und spezifische Konstanten, die die speziellen Kunstlinsen charakterisieren, erforderlich. Und ganz wichtig ist die Kenntnis der sogenannten Zielrefraktion, also für welche Entfernung die Linse eingestellt werden soll, da dies ebenfalls die Stärke der auszuwählenden Linse beeinflusst. Für die Berechnung von speziellen Sonderlinsen (siehe Kapitel 4) wie multifokalen Linsen oder Linsen, die die Hornhautverkrümmung ausgleichen können (torische Linsen), sind weitere Parameter erforderlich, wie spezielle Charakteristika der Hornhaut. Diese werden mit Spezialgeräten wie Hornhautoberflächen-Scannern untersucht. Bei der Konfektionierung von Sonderlinsen werden alle erforderlichen Parameter dann an den Hersteller der Linse übermittelt, der eine spezielle Linse individuell anfertigt oder aus dem Sortiment auswählt. Nicht jede Formel zur Berechnung der richtigen Linse benötigt alle Parameter. So gibt es Formeln, welche die Vorderkammertiefe nicht berücksichtigen, sollte diese nicht messbar sein. Dies muss individuell entschieden werden. Typische und verbreitete Formeln sind die Berechnungen nach Haigis, Hoffer Q, Holladay, Barrett, Kane, SRK/T sowie spezielle Keratometrieformeln.

## Welches Messverfahren sollte ich wählen: Ultraschall- oder Laserbiometrie?

Es gibt zwei Verfahren zur Vermessung des Auges für die Berechnung der richtigen Kunstlinse: die Ultraschall- und die Laserbiometrie. Bei der Ultraschallbiometrie wird mit einem Ultraschallkopf mit einer kleinen Leuchtdiode an der Spitze, die der Patient fixieren soll, die Länge des Auges sowie der vorderen Augenkammer bestimmt. Die Ultraschallbiometrie (ohne Fixationsleuchte) kann ebenfalls verwendet werden, um die Linse zu berechnen, wenn diese zu trüb ist, sodass eine Laserbiometrie nicht möglich ist, oder wenn Patienten oder Kinder nicht in der Lage sind, zu fixieren oder sich zu äußern. Die Laserbiometrie gilt als genauer, ist aber keine Leistung der gesetzlichen Krankenversicherung und kann eine Zuzahlung erforderlich machen (IGeL-Leistung). Bei diesem Verfahren wird mittels Laserstrahlung die Länge des Auges vermessen. Mit optischen Verfahren werden zudem die relevanten Parameter der Hornhaut und der vorderen Augenkammer bestimmt. Dieses Verfahren setzt voraus, dass der Laserstrahl die Linse noch durchdringen kann. Alternativ kann die Laser- mit der Ultraschallbiometrie kombiniert werden, indem die Achsenlänge mit Ultraschall gemessen wird und die anderen Parameter mithilfe optischer Verfahren. In den Geräten sind die verschiedenen Formeln zur Berechnung der richtigen Intraokularlinse eingespeichert. Nach Eingabe der gewünschten Zielrefraktion können so die möglichen Linsenstärken für die Linsentypen, die Ihre Praxis oder Klinik verwendet, ausgegeben werden. Eine Garantie für ein exaktes Ergebnis gibt es aber nicht, da biologische Systeme (zu denen auch das Auge gehört) sehr komplex sind.

## Ich wurde bereits am Auge operiert – kann dies die Messwerte verfälschen?

Dies sollten Sie Ihren behandelnden Ärzten und Ärztinnen unbedingt mitteilen. Wurde bei Ihrem Auge bereits ein refraktiv-chirurgischer Eingriff (zum Beispiel eine LASIK) durchgeführt, so muss das bei der Berechnung der Linsen berücksichtigt werden. Auch können Narben und Veränderungen an der Hornhaut, die eine starke Hornhautverkrümmung nach sich ziehen, zu Problemen bei der Berechnung der richtigen Linse führen. Ein Ausgleich der (irregulären) Hornhautverkrümmung mittels torischer Linsen ist sehr schwierig, und es besteht die Gefahr, dass sich die Werte im Laufe des Lebens wieder ändern.

## Was ist eine Leukokorie und wie funktioniert der Brückner-Test?

Bei diesem Untersuchungsverfahren werden mit einer speziellen Lampe, die auf die Augen des oder der Untersuchten leuchtet, die Reflexe der Netzhaut beobachtet. Im Normalfall schimmern diese rötlich-gelb und sind in etwa seitengleich. Leuchtet eine Seite weißlich auf, spricht man von einer Leukokorie. Dies kann auf einen grauen Star hindeuten, aber auch auf andere Erkrankungen wie Fehlbildungen, Gefäßwachstum oder gar Tumoren wie das Retinoblastom. Eine Leukokorie muss umgehend fachärztlich abgeklärt werden.

## Bei mir wurde eine reduzierte Endothelzellzahl (Fuchs-Hornhautdystrophie) festgestellt. Ist das wichtig für die Operation des grauen Stars?

Da bei der Operation des grauen Stars im Auge mit Instrumenten operiert wird, sorgt dies für eine gewisse Belastung der Gewebe, die sich nicht vermeiden lässt. Das sogenannte Endothel, also die innerste Schicht der Hornhaut, hat die spezifische Funktion, die Hornhaut klar zu halten, indem kontinuierlich Wasser aus der Hornhaut in die vordere Augenkammer gepumpt wird. Im Laufe des Lebens nimmt die Anzahl der Zellen des Endothels ab. Wird nun im Rahmen einer Operation des grauen Stars eine Belastung auf das Endothel ausgeübt, kann dies zu einer Dekompensation (zum Versagen) der Hornhaut führen, und die Pumpfunktion der Zellen ist nicht mehr gewährleistet. Auch kann die Anzahl der Zellen nach einem chirurgischen Eingriff verringert sein. Die Folgen können eine Trübung der Sicht, eine Quellung der Hornhaut mit Auftreten von Flüssigkeit (Epithelödem mit sogenannten Bullae) und Schmerzen durch Reizung der Nerven der Hornhaut sein. Daher ist die Kenntnis der Endothelzahl bei Verdacht auf eine Verringerung von Bedeutung, um das Risiko von Problemen nach der Operation abschätzen zu können. Zur Therapie siehe in Frage 119.

## Warum wird eine Spaltlampenuntersuchung durchgeführt?

Die Untersuchung des vorderen Augenabschnitts und der Linse erfolgt mit der Spaltlampe. Durch starke Lupen (90 Dioptrien), die vor das Auge gehalten werden, kann Ihre Augenärztin oder Ihr Augenarzt auch bei enger Pupille einen Blick auf den Sehnerv und die Makula werfen und diese auf krankhafte Veränderungen untersuchen. Dies ist bei der Voruntersuchung zur Planung einer Operation des grauen Stars wichtig, um das postoperative Ergebnis abschätzen zu können und um zu sehen, ob es im Auge Vorschäden gibt. Zur Beurteilung des Sehnervs ist es oft erforderlich, dass Sie nicht geradeaus in das Licht schauen, sondern eine Position fixieren, die Ihnen vorgegeben wird. Da der Sehnervenkopf sehr klein ist und nur einen Durchmesser von 1,5 bis 2,0 mm hat, müssen bei der Untersuchung sehr große Vergrößerungen gewählt werden, um die feinen Strukturen betrachten und untersuchen zu können. Untersucht werden die Form, Größe und Morphologie (Gestalt) des Sehnervenkopfs sowie seine zentrale Exkavation (Aushöhlung) mit der CD-Ratio. Auch wird untersucht, ob Blutungen vorliegen oder der Verlauf der Gefäße Anhalt für einen Sehnervenschaden liefert. Ist der Einblick in das Auge nicht möglich, zum Beispiel wegen Hornhautnarben oder einem kräftigen grauen Star, kann mit Ultraschallverfahren der hintere Augenabschnitt dargestellt werden.

## Warum sehe ich bei der Spaltlampenuntersuchung Äste und Flussbetten?

Ich werde häufig von faszinierten Patientinnen und Patienten nach der Spaltlampenuntersuchung darauf angesprochen, dass sie dabei Flusslandschaften oder feine Verästelungen wie die eines großen Baumes gesehen hätten. Dabei handelt es sich um sogenannte entoptische Phänomene wie den Schattenwurf der Blutgefäße auf der Netzhaut, die man sehen kann. Interessant ist, dass man diese nicht andauernd sieht, sondern nur bei Untersuchungen. Das liegt daran, dass es unter den Gefäßen auf der Netzhaut Fotorezeptoren gibt, die sich an die Verschattung angepasst haben. Dieses Bild wird dann durch das Gehirn herausgerechnet, da es stören würde. Bei der Untersuchung mit der Spaltlampe bewegen sich Auge und Lampe, sodass immer andere Bereiche von dem Schattenwurf betroffen sind und das Gehirn nicht so schnell mit dem Herausrechnen hinterherkommt. Hört die Bewegung auf, so verschwindet auch das Muster sehr schnell wieder. Dieses Muster hat den Namen Purkinje-Aderfigur.

# Auswahl weiterer entoptischer Phänomene

- **Makula-Chagrin:** Eine Erscheinung genau im Zentrum der Fixation kann wie bei der Purkinje-Aderfigur bei der Beleuchtung beobachtet werden, und zwar ein Muster aus sehr vielen kleinen, körnigen Punkten, die sich genau andersherum bewegen als die Aderfigur. Dieses Phänomen wird Makula-Chagrin (Chagrin ist eine genarbte Ledersorte) genannt und entsteht wahrscheinlich durch Reflexionen an den feinen Mikrostrukturen im Zentrum der Makula.

- **Glaskörper-Floater:** Blickt man in den blauen Himmel, so kann man kleine Punkte und transparente Schlangen sehen, die sich mit dem Blick bewegen. Dabei handelt es sich um Glaskörpertrübungen und Kollagenfasern, die sich demaskiert haben. Diese können im Laufe der Zeit nach unten absinken. Ich muss Ihnen leider mitteilen, dass es sich dabei um einen degenerativen Alterungsprozess handelt – der Zahn der Zeit macht auch vor Ihrem Glaskörper nicht Halt. Sehen Sie diese nicht: Glückwunsch zu Ihrem jungfräulichen Glaskörper – oder Sie wurden bereits einmal mit einer Vitrektomie (Glaskörperentfernung) behandelt.

- **Blaufeldentoptik:** Eines meiner liebsten Phänomene: Blicken Sie entspannt in den blauen Himmel und fixieren einen Punkt, werden Sie früher oder später sehr kleine, auf geschwungenen Bahnen umherwuselnde Punkte sehen. Nur genau im Zentrum, womit Sie fixieren, finden sich keine. Was kann das sein? Es sind die Schattenwürfe der weißen Blutkörperchen, die durch die Kapillaren (feinste Blutgefäße) um die Stelle des schärfsten Sehens schwimmen. Wenn Sie das Phänomen einmal entdeckt haben, wird der ganze Himmel wuseln, wenn Sie darauf achten. Die roten Blutkörperchen absorbieren das blaue Licht und sind daher nicht zu sehen, während die weißen es ungefiltert hindurchlassen. Auch dieses Phänomen wird durch das Sehsystem ausgeblendet. Faszinierend, oder?

- **Haidinger-Büschel:** Das ist mein liebstes Phänomen, aber es ist auch am schwierigsten zu sehen: Sie brauchen einen Flachbildschirm am Computer, ein Tablet oder Ihr Smartphone. Stellen Sie eine schneeweiße Seite dar. Fixieren Sie einen Punkt auf der weißen Seite und neigen Sie den Kopf langsam von Seite zu Seite. Sie werden früher oder später keulenförmige, sehr schwache Lichterscheinungen in Gelb und Blau bemerken. Sehen Sie das Phänomen nicht gleich, verändern Sie den Abstand oder die Größe des weißen Bereichs. Die ringförmig von der Makula, der Stelle des schärfsten Sehens, wie Strahlen fortlaufenden Nervenfasern sind von bestimmten Pigmenten umgeben, die wie ein Polarisationsfilter arbeiten und bestimmtes Licht herausfiltern können. Das Licht von Displays ist bauartbedingt polarisiert. Sehr geübte Beobachter können das Phänomen auch in der Natur in bestimmten Himmelsrichtungen sowie auf Wasseroberflächen in bestimmten Winkeln sehen.

Seien Sie nicht traurig, wenn Sie nicht alle Phänomene gleich sehen oder bemerken. Es ist mir auch nicht auf Anhieb gelungen. Die Natur hat den Sehsinn so eingerichtet, dass die entoptischen Phänomene normalerweise ausgeblendet werden, da sie die Sicht stören.

## Warum sehe ich auf dem untersuchten Auge nach der Untersuchung Dinge dunkler oder in bunten Farben?

Durch die Beleuchtung der Netzhaut mit Licht passen sich die Fotorezeptoren zum einen an die Helligkeit an und verbrauchen zum anderen Ihren Vorrat an Sehfarbstoffen (Rhodopsine) schneller, als er nachgebildet werden kann. Dadurch kann es zeitweise zu Nachbildern in verschiedenen Farben kommen, und der Seheindruck auf dem untersuchten Auge ist dunkler als auf dem nicht untersuchten. Nach einigen Minuten verschwindet der Eindruck vollständig.

## Was ist eine OCT-Untersuchung?

Die optische Kohärenztomografie (OCT) ist ein Untersuchungsverfahren, bei dem mit Laserlicht die Strukturen des vorderen Augenabschnitts und/oder der Netzhaut fein aufgelöst dargestellt werden können. Eine treffende Analogie lautet: „wie Ultraschall – nur mit Licht". Mit der OCT lassen sich viele Dinge untersuchen. Im Rahmen der Untersuchungen des grauen Stars können damit die Vorderkammerverhältnisse gemessen und berechnet werden. Auch können Hornhautveränderungen dokumentiert und untersucht werden. Die Lage der Linse im Auge kann ebenfalls dargestellt werden. Mit der OCT kann ferner die Netzhaut, die aus mehreren Schichten besteht, dargestellt werden. Es kann nach Zeichen der Makuladegeneration und anderen krankhaften Veränderungen der Netzhaut gesucht werden. Auch kann eine manifeste Glaukomerkrankung dargestellt und im Verlauf kontrolliert werden. Die Befunde bei Erstuntersuchung können als Referenz für Folgeuntersuchungen herangezogen werden, sodass ein Fortschreiten entdeckt werden kann. Die Auswertungen und untersuchten Strukturen unterscheiden sich von Gerät zu Gerät und die Darstellungen sehen unterschiedlich aus. Auch die Referenzdatenbanken der Hersteller unterscheiden sich. Wenn möglich, bleiben Sie deshalb bei einem Gerät, da nur dann der Verlauf kontrolliert werden kann.

# Smartphone-Blindheit

Wie beeindruckend die Adaptation der Netzhaut an unterschiedliche Helligkeiten sein kann, können Sie zu Hause am besten abends im Bett selbst ausprobieren: Legen Sie sich auf die Seite, decken Sie ein Auge mit einem Kissen leicht ab und schauen Sie nur mit dem anderen Auge bei sehr schummerigem Licht auf Ihr Smartphone. Wenn Sie nun nach einigen Minuten das Smartphone ausmachen und sich mit beiden Augen im schummerigen Schlafzimmer umsehen, werden Sie bemerken, dass Sie mit dem Auge, das auf das Smartphone geschaut hat, für einige Momente fast nichts mehr sehen. Es hat sich an die Helligkeit angepasst, während das andere Auge, das nicht auf das Display geschaut hat, sich sehr an die Dunkelheit adaptiert hat. Dieser eindrucksvolle physiologische Effekt hat schon einige junge Menschen zu uns in die Notaufnahme geführt, die sich mit dem Verdacht auf eine Durchblutungsstörung des Auges bei uns vorstellten, die ganz ähnliche Symptome hervorrufen kann. In einem solchen Fall muss sehr genau nachgefragt werden, was der/die Patient:in vor dem Auftreten der Symptome gemacht hat (Anamnese).

Darüber hinaus kann man sich vorstellen, dass Piraten eine Augenklappe getragen haben könnten, um sich beim Entern unter Deck, wo der begehrte Rum war, auch im Schummerlicht gut orientieren zu können. So war ein Auge an die Helligkeit adaptiert, und das andere verschaffte einen Vorteil bei der schnellen Orientierung unter Deck, wenn die Augenklappe abgenommen wurde. Der Nachteil dabei ist, dass dann natürlich das Stereosehen nicht zur Verfügung stand, was beim Fechtkampf sehr nachteilig sein kann … Ob es so war? Wir werden es vermutlich nie herausfinden. Aber eine schöne Theorie ist es allemal.

## Lohnt sich die OCT-Untersuchung, die mir als IGeL-Leistung angeboten wird?

Das kann pauschal nicht beantwortet werden. Welche Sehschärfe nach einer Operation des grauen Stars letztendlich wiedererlangt wird, hängt von vielen Faktoren ab. Mit einer OCT-Untersuchung kann festgestellt werden, ob Krankheiten der zentralen Netzhaut (Makula) vorliegen, die ein nicht optimales Ergebnis der Sehschärfe erwarten lassen. Dies kann zum Beispiel die trockene oder feuchte Form der Makuladegeneration sein oder ein Loch in der zentralen Netzhaut (Makulaforamen). Auch kann eine weit fortgeschrittene Glaukomerkrankung das Ergebnis negativ beeinflussen. Ob sich eine OCT-Untersuchung in Ihrem speziellen Fall für Sie lohnt oder nicht, sollte im Beratungsgespräch mit Ihrer Ärztin oder Ihrem Arzt herausgearbeitet werden. Viele Erkrankungen lassen sich auch ohne OCT bereits beim Blick mit der Lupe in das Auge diagnostizieren. Jedoch ist das in dieser technologisierten Zeit mit leider nur wenig Zeit für jeden Patienten bzw. jede Patientin manchmal in den Hintergrund getreten, da eine OCT-Untersuchung schnell geht und die Geräte weit verbreitet sind. Es kann aber sinnvoll sein, ab einem bestimmten Alter einmal eine Basisuntersuchung durchführen zu lassen, um einen Status bezüglich der Makula und des Sehnervs zu erheben.

## Wie oft sollte ich mich mit grauem Star kontrollieren lassen?

Wird ein grauer Star neu diagnostiziert, ist noch unklar, wie schnell er sich entwickelt hat und wie schnell er weiter fortschreiten wird, sodass er Ihnen (weitere) Probleme bereitet. Wird die Linsentrübung entdeckt, wenn Sie noch keine Beschwerden haben, wird Ihnen Ihre Augenärztin oder Ihr Augenarzt zu bestimmten Kontrollintervallen raten, um die Trübung und vor allem die Symptome regelmäßig zu überprüfen. Wichtig ist: Bereitet Ihnen der graue

Star keine Beschwerden und/oder haben Sie noch eine gute Sehschärfe, muss nicht zwingend operiert werden. Den Zeitpunkt der Operation bestimmen Sie. Die richtigen Vorsorgeintervalle werden in der Fachwelt diskutiert. Eine oft ausgesprochene Empfehlung ist, dass man sich ab dem 50. Lebensjahr einmal jährlich zur augenärztlichen Kontrolle vorstellen sollte, zwischen dem 40. und dem 50. Lebensjahr alle zwei Jahre. Liegen andere Faktoren am Auge vor wie eine starke Kurzsichtigkeit, sind generell jährliche Netzhautkontrollen empfehlenswert. Menschen mit einem grünen Star sollten sich zudem einmal pro Quartal den Augeninnendruck messen lassen und sich dabei das wichtige Folgerezept für die Augentropfen abholen. Die Kontrollintervalle können auch individuell geplant und angepasst werden, je nach Verlauf und Krankheitsbild. Ihre Augenärztin bzw. Ihr Augenarzt berät Sie gern.

## 34 Wie vermeide ich doppelte Untersuchungen?

Leider ist die Medizin in Deutschland in der Digitalisierung noch immer nicht so weit, wie sie eigentlich sein sollte. Befunde werden in der Praxis und der Klinik digital erhoben und verbleiben oft auf den Computern vor Ort. Bis eine elektronische Patienten- bzw. Patientinnenakte, in die Befunde hochgeladen und in der sie gesammelt werden können, flächendeckend verfügbar ist, wird wohl noch einige Zeit vergehen. Wenn Ihre Augenärztin oder Ihr Augenarzt Sie zur Mitbehandlung in die Klinik schickt, ist es hilfreich, wenn Sie bereits einen Befund oder zumindest den Ausdruck von Untersuchungen dabeihaben, damit nicht alle Befunde erneut erhoben werden müssen. Apparative Diagnostik, die Sie selbst zahlen müssen, wie die OCT-Untersuchung beim grünen Star, kann bei bestimmten Fragestellungen auf ein Speichermedium exportiert und zum Kliniktermin mitgegeben werden. Möchten Sie davon Gebrauch machen, sollten Sie aber vorab erfragen, ob das möglich ist und ob die Systeme miteinander kompatibel sind.

## Kann künstliche Intelligenz helfen, den grauen Star zu entdecken?

Die künstliche Intelligenz ist in aller Munde und findet immer öfter Anwendung in unserem täglichen Leben. Auf der Basis großer Datensätze von gesunden und an grauem Star erkrankten Menschen wurden in der Vergangenheit leistungsfähige Computerprogramme trainiert, die auf Basis von Fotos des vorderen Augenabschnitts, der Netzhautreflexe und auch von OCT-Untersuchungen eine Einschätzung geben können, ob ein grauer Star vorliegt oder nicht. Wenngleich die Programme immer besser werden, sollte man zum aktuellen Zeitpunkt nie allein auf deren Basis eine Diagnose oder Therapieentscheidung treffen. Denn bisher gibt es noch keine internationale Vereinheitlichung, und die Generalisierbarkeit ist noch Gegenstand aktueller Untersuchungen. Das Gleiche gilt für alle anderen Augenerkrankungen wie den grünen Star oder die diabetische Netzhauterkrankung, bei denen der Einsatz von künstlicher Intelligenz in der Diagnostik weiter vorangetrieben wird.

## Ein naher Verwandter hat den grauen Star. Sollte ich zur Vorsorge gehen?

Eine generelle Empfehlung ist, dass Menschen ab dem 40. Lebensjahr alle zwei Jahre zur augenärztlichen Vorsorge gehen sollten, da das Alter ein Risikofaktor für den grauen wie auch für den grünen Star darstellt. Wenn in Ihrer Familie der graue Star vorzeitig aufgetreten ist, sollten Sie früher zur Vorsorge gehen. Ich halte das für gut investiertes Geld: Entweder wird der graue Star (oder gar der grüne Star!) frühzeitig diagnostiziert und kann gegebenenfalls therapiert werden, oder Sie gehen mit dem guten Gefühl, bezüglich des grünen oder grauen Stars gesund zu sein, aus der Sprechstunde. Manche augenärztlichen Vorsorgeuntersuchungen sind keine Leistung der gesetzlichen Krankenkasse und müssen als individuelle Gesundheitsleistung selbst bezahlt werden.

## Wie werden kleine Kinder untersucht, die nicht lange stillhalten können?

Besteht bei einem kleinen Kind der Verdacht auf einen angeborenen grauen oder grünen Star, so wird versucht, den Augeninnendruck mittels Rebound-Tonometrie zu messen. Dies gelingt oft ohne Narkose, genauso wie der Blick auf den Sehnerv mit weitgestellter Pupille. Das Kind kann dazu kurz eingewickelt oder beim Stillen auf dem Arm gehalten werden. Mittels Brückner-Test (siehe Frage 26) kann ein Screening durchgeführt werden. Auch lässt sich mit der Handspaltlampe und bei weitgestellter Pupille oft ein guter Blick auf die Linse erhaschen. Besteht Anhalt für eine manifeste Erkrankung der Augen, so sollte eine umfangreiche Untersuchung erfolgen. Diese wird in der Regel in Narkose durchgeführt, da sich dann bei Bedarf direkt ein chirurgischer Eingriff anschließen kann. Bei der Narkoseuntersuchung können grauer und grüner Star untersucht werden. Durch die Narkose sinkt jedoch der Augeninnendruck, was bei der Bewertung berücksichtigt werden muss. Des Weiteren werden mittels Ultraschalls bei der Narkoseuntersuchung die Länge des Augapfels und die Dicke der Hornhaut gemessen sowie die Größe der sichtbaren Hornhaut. Ein Vergleich mit Normwerten erlaubt Rückschlüsse auf zurückliegende hohe Druckwerte. In der Narkose wird auch der Sehnerv ausführlich angeschaut und, falls möglich, fotodokumentiert. Zudem kann eine Gonioskopie in Narkose durchgeführt werden, um das Ausmaß von angeborenen Veränderungen im Kammerwinkel festzustellen. Sollte eine Entfernung der Linse erforderlich sein, da ein grauer Star vorliegt, kann direkt in der Narkoseuntersuchung die benötigte Kunstlinse mithilfe der Ultraschallbiometrie berechnet werden.

# Wichtige Fachbegriffe auf einen Blick

Im medizinischen Alltag kommen in der Fachsprache sehr viele Begriffe vor, die für das medizinische Personal alltäglich geworden sind, aber für die Patientinnen und Patienten oft unverständlich sind. Einige der wichtigsten Fachbegriffe aus diesem Buch werden an dieser Stelle noch einmal aufgenommen und in alphabetischer Reihenfolge kurz erklärt. Darüber hinaus finden sich an den entsprechenden Stellen im Buch jeweils noch ausführlichere Darstellungen zu den einzelnen Themen.

- **Akkommodation:** Darunter versteht man die Einstellung des Auges auf die Ferne, den mittleren Bereich und die Nähe durch Verformung der Linse mithilfe des Ziliarmuskels. Die Leistung der Akkommodation nimmt im Alter ab und führt schlussendlich zur Alterssichtigkeit.

- **Amblyopie:** Erfolgt die Sehentwicklung des Auges nicht regelrecht, sodass die Sehschärfe nicht normal entwickelt ist, spricht man von einer Amblyopie. Ursachen für eine Amblyopie können Schielerkrankungen, Hornhautverkrümmungen und zu spät entdeckte Sehfehler sein. Auch ein zu spät behandelter angeborener grauer Star kann die Sehentwicklung erheblich beeinträchtigen.

- **Aphakie:** Die Aphakie beschreibt den Zustand der Linsenlosigkeit des Auges. In manchen Fällen (zum Beispiel nach einem Trauma oder bei angeborenem grauem Star) wird die körpereigene Linse zunächst entfernt, jedoch noch nicht durch eine Kunstlinse ersetzt. In diesem Zustand, der eine zusätzliche Korrektur durch eine Brille oder Kontaktlinsen erforderlich macht, spricht man von einer Aphakie.

- **Astigmatismus:** Beim Astigmatismus handelt es sich um die Hornhautverkrümmung (Stabsichtigkeit). Der Ausdruck Stabsichtigkeit kommt daher, dass durch diesen Abbildungsfehler ein punktförmiges Objekt stabförmig verzerrt auf der Netzhaut abgebildet wird – es resultiert eine gewisse Unschärfe und Verzeichnung. Der Astigmatismus kann durch Brillenkorrektur oder auch mit torischen Intraokularlinsen ausgeglichen werden, wenn seine Stärke es erforderlich macht.

- **Emmetropie:** Bei der Emmetropie (Normalsichtigkeit) liegen normale Sichtverhältnisse des Auges vor, und eine Brillenkorrektur für die Ferne ist nicht erforderlich. Oft wird mit der Patientin oder dem Patienten auch eine Emmetropie als Zielwert der Operation vereinbart. Das bedeutet, dass nach der Operation für die Ferne keine Brille erforderlich ist, aber für die Nähe eine Lesebrille bzw. für die Nähe und den mittleren Bereich (PC-Abstand) eine Gleitsichtbrille.

- **Endophthalmitis:** Die Endophthalmitis ist eine gefürchtete Komplikation jeder intraokularen Operation. Durch Bakterien kann es zu einer Wundinfektion im Auge kommen, die ein schnelles Handeln erforderlich macht. Sie kann sich durch Sehverlust, dumpfe und starke Schmerzen sowie Lichtscheu ankündigen. Auch kann sich ein weißlicher Spiegel in der vorderen Augenkammer bilden, der mit bloßem Auge sichtbar ist. Die Bindehaut rötet sich zudem stark.

- **Glaukom:** Unter dem grünen Star oder auch Glaukom versteht man eine Gruppe von Erkrankungen, denen gemein ist, dass der

Sehnerv zunehmend geschädigt wird. Die Schädigung des Sehnervs ist dabei nicht reversibel (nicht wieder rückgängig zu machen) und kann weiter bis zur schweren Sehbehinderung oder
Erblindung voranschreiten.

- **Hyperopie:** Die Hyperopie ist die Weitsichtigkeit. In jüngeren
  Jahren kann eine gewisse Weitsichtigkeit noch durch die Anpassung der Linsenkrümmung (Akkommodation) bis zu einem gewissen Grad ausgeglichen werden. Das kann aber mit Kopfschmerzen und Schwindel einhergehen. Auch der graue Star
  kann eine Weitsichtigkeit verursachen. Dies ist jedoch seltener
  als eine durch den grauen Star verursachte Kurzsichtigkeit.

- **Hypopyon:** Die Ansammlung von Eiter in der vorderen Augenkammer wird Hypopyon genannt und kann bei infektiösen und
  nicht infektiösen Entzündungen im Auge auftreten. Es sollte
  umgehend augenärztlich abgeklärt werden, da eine schwere
  bakterielle Entzündung des inneren Auges (Endophthalmitis)
  dahinterstecken kann.

- **Irvine-Gass-Syndrom:** Kommt es nach der Operation des grau-
  en Stars im Verlauf zu einer Verringerung der Sehschärfe mit
  begleitendem Ödem der zentralen Netzhaut (zystoides Makulaödem), spricht man von einem Irvine-Gass-Syndrom. Es kann
  medikamentös behandelt werden.

- **Katarakt:** Unter dem grauen Star oder auch der Katarakt versteht
  man die Trübung der Linse im Auge. Bei fortgeschrittenem
  grauem Star kann man die Trübung der Linse durch die Pupille
  sogar mit bloßem Auge sehen. Die Katarakt kann verschiedene
  Ursachen haben, wie Alterungsprozesse, Nebenwirkungen bestimmter Medikamente oder bestimmte Erkrankungen.

- **LASIK:** Bei der Laser-in-situ-Keratomileusis (LASIK) wird mit einem Laser die Schicht unter einem vorher mit einem feinen Messer oder ebenfalls mit dem Laser präparierten Stück Hornhaut modelliert und an den Sehfehler angepasst. Dann wird das präparierte Stück Hornhaut zurückgeklappt. Nach einigen Tagen ist es dann von nachwachsendem Epithel (oberste Schicht der Hornhaut) bedeckt. Mit der LASIK können bestimmte Sehfehler korrigiert werden.

- **Leukokorie:** Im Normalfall schimmern die Pupillen bei der Beleuchtung mit einem Augenspiegel rötlich-gelb, und das in etwa seitengleich. Leuchtet eine Seite weißlich auf, spricht man von einer Leukokorie. Dies kann auf einen grauen Star hindeuten, aber auch auf andere Erkrankungen wie Fehlbildungen, Gefäßwachstum oder gar Tumoren wie das Retinoblastom bei Kindern. Eine Leukokorie muss umgehend fachärztlich abgeklärt werden.

- **Mouches volantes:** Bei den Mouches volantes handelt es sich um Glaskörpertrübungen, die als kleine fliegende Objekte im Gesichtsfeld wahrgenommen werden. Die Mouches volantes entstehen durch Alterungsprozesse und bei manchen Erkrankungen oder nach Eingriffen wie der Operation des grauen Stars. In der Regel sind sie harmlos. Ein plötzliches vermehrtes Auftreten (Rußregen) sollte sehr zeitnah augenärztlich abgeklärt werden.

- **Myopie:** Unter Myopie versteht man die Kurzsichtigkeit. Ein kurzsichtiges Auge kann ohne Sehhilfe Dinge, die sich in der Nähe befinden, scharf abbilden, benötigt aber für die Ferne eine Brillenkorrektur. Auch der graue Star kann eine Kurzsichtigkeit verursachen.

- **Presbyopie:** Bei der sogenannten Alterssichtigkeit kommt es im Laufe des Lebens zu einer Zunahme der Rigidität (Steifigkeit) der Linse. Das führt zu einer immer weiter abnehmenden Verformungsleistung der Linse für die Nähe. Die Einstellung für die Nähe (Akkommodation) ist irgendwann nicht mehr möglich und eine Lesebrille wird benötigt. Dies tritt merklich ab ca. 45 Jahren auf und wird daher Alterssichtigkeit genannt.

- **Uveitis:** Bei der Uveitis handelt es sich um eine Entzündung der Aderhaut bzw. der Iris und des Strahlenkörpers. Sie kann in der vorderen Augenkammer (Uveitis anterior) oder im hinteren Auge (Uveitis intermedia bzw. posterior) auftreten und durch autoimmune Prozesse, Reize oder Infektionen verursacht sein. Eine Therapie erfolgt je nach Ursache zum Beispiel mit Cortison.

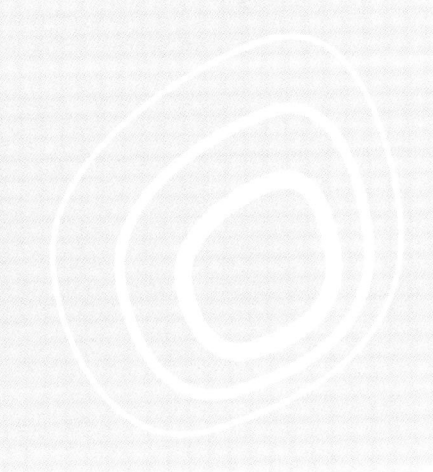

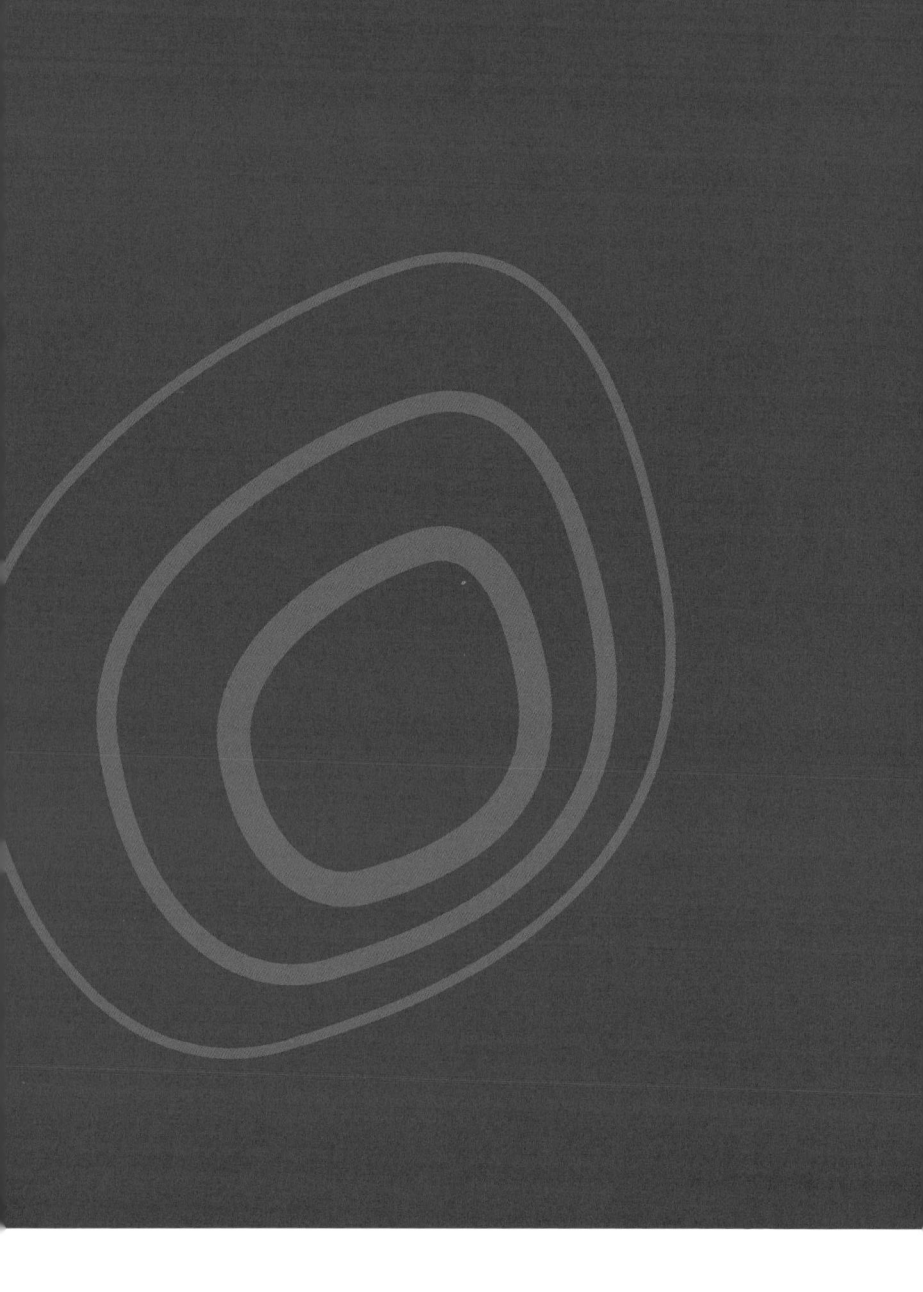

# GRAUER STAR: KATARAKTFORMEN UND IHRE URSACHEN

3

## Können Verletzungen oder Operationen einen grauen oder grünen Star verursachen?

Durch stumpfe Gewalt oder penetrierende Traumata (Stichverletzungen) des Auges kann es zu Verletzungen nahezu aller Strukturen kommen. Sowohl die Augenlinse und der das Kammerwasser produzierende Ziliarkörper als auch das Abflusssystem über das Trabekelmaschenwerk können Schaden nehmen. Wird die Augenlinse direkt getroffen und verletzt, trübt sie sich in der Regel relativ schnell ein, da Kammerwasser in sie eindringen kann. Indirekte Traumata und Operationen führen zu oxidativem Stress. Sie können die natürliche Trübung der Linse in ihrem Voranschreiten beschleunigen und zum vorzeitigen Auftreten des grauen Stars führen. Durch sehr schwere Augenverletzungen können besonders niedrige Augeninnendrücke mit schmerzhafter Schrumpfung des Auges (*Phthisis bulbi*), aber auch Sekundärglaukome verursacht werden. Die Therapie ist dann nicht einfach und erfolgt oft operativ, da Augentropfen nicht mehr ausreichend wirken. Ist ein Auge schmerzlos und erblindet und hat einen hohen Augeninnendruck, würde man von einer operativen Therapie absehen. Fängt ein blindes Auge an zu schmerzen, kann es entfernt werden. Operationen an blinden Augen sollten vermieden werden, da sie unter Umständen auch eine Gefahr für das verbleibende Auge darstellen können. Denn durch die Operation kann das Immunsystem derart getriggert (angeregt) werden, dass es sehr selten Strukturen des gesunden Auges angreift (sympathische Ophthalmie).

## Was sind Kern-, Kapsel- und Rindentrübung?

Die körpereigene Linse kann man in einen Kern und eine ihn umfassende Rinde unterteilen. Je nachdem, wo die Trübung der Linse sichtbar ist, wird zwischen einer Trübung des Kerns und einer Trübung der Rinde unterschieden. Daneben gibt es noch Trübungen im Bereich der Kapsel. Dabei sind vor allem hintere subkapsu-

## Schützen Sie Ihre Augen!

Ich habe schon viele sehr schwere Augenverletzungen gesehen, die zumeist leider nicht gut ausgegangen sind. Tun Sie bitte sich (und uns Augenärztinnen und Augenärzten) einen großen Gefallen: Schützen Sie Ihre Augen in Beruf, Haushalt und Freizeit. Wenn Sie an Silvester das Zünden von Raketen und Knallern lieben, tragen Sie und Ihre Zuschauer dabei bitte eine gute Schutzbrille. Auch beim Heimwerken passieren leider schlimme Unfälle, die in schweren Sekundärglaukomen enden können. Auch dafür empfehle ich das Tragen einer Schutzbrille.

läre Trübungen relevant, da diese auch in früheren Stadien deutliche Beeinträchtigungen des Sehens verursachen können. Ursächlich sind dafür oft die Therapie mit Cortison und Diabetes. Die Rindentrübung beginnt weiter entfernt vom Zentrum der Sehachse und macht sich daher oft abends, wenn die Pupille weiter ist, bemerkbar. Daher sollte bei der Untersuchung des Auges auf grauen Star auch immer eine Inspektion der Linse in Weitstellung erfolgen. Die Kerntrübung ist häufig im Zentrum am stärksten ausgeprägt und kann auch bei enger Pupille die typischen Beschwerden des grauen Stars verursachen.

## Können Entzündungen des Auges den grauen Star verursachen?

Entzündungen im Auge können das Auftreten des grauen Stars vorzeitig wahrscheinlich machen. Bei der sogenannten Uveitis, der Entzündung der Aderhaut, kann es zu Verklebungen zwischen der Iris und der Linse kommen. Durch die entzündlichen Stoffwechselprodukte im Augenwasser kann das Auftreten des grauen Stars ebenfalls beschleunigt werden. Die Verklebungen zwischen Iris und Linse (sogenannte Synechien) können den Durchtritt des

Kammerwassers von der hinteren in die vordere Augenkammer erschweren und zum Anstieg des Augeninnendrucks führen. Eine Operation des grauen Stars mit Entfernung der Synechien und Einsetzen einer Kunstlinse kann in einem solchen Fall Abhilfe schaffen. Nach der Implantation einer Kunstlinse kann es ebenfalls zu Entzündungen kommen, etwa einer *Uveitis anterior*. Diese wird lokal mit Cortison und Tropfen für die Weitstellung der Pupille behandelt. Sollten sich dabei Beläge oder Verklebungen auf der Linsenoberfläche bilden, kann mit dem Laser die Linse poliert werden.

## Was hat Strahlung mit der Entstehung des grauen Stars zu tun?

Die Augenlinse kann durch Strahlungsexposition vorzeitig eintrüben. Dies betrifft vor allem ionisierende (Röntgen-)Strahlung und Wärmestrahlung. Daher versucht man bei der Strahlentherapie im Kopfbereich die Linse oft zu schonen. Im Bereich der Arbeitssicherheit muss bei Tätigkeiten mit Infrarotstrahlung ein entsprechender Augenschutz getragen werden, damit die Linse sich nicht vorzeitig eintrübt (Glasbläserkatarakt).

## Was ist ein Mittendorf-Fleck?

Beim Mittendorf-Fleck handelt es sich um einen kleinen, weißlich-grauen Fleck an der hinteren Linsenkapsel in Richtung des Glaskörperraums. In der Embryonalentwicklung des Auges gibt es eine Arterie, die den sich entwickelnden Glaskörper und Strukturen des vorderen Auges mit Blut versorgt. Sie führt von der Papille (Sehnervenkopf) längs durch den Glaskörper zur hinteren Linsenkapsel. Im Laufe der Entwicklung des Auges bildet sich diese Arterie in der Regel komplett zurück. Verbleibt ein Stück der ehemaligen Arterie am Sehnervenkopf zurück, spricht man von einer

Bergmeister-Papille. Der Mittendorf-Fleck ist das Pendant dazu an der hinteren Linsenkapsel. Er stört in der Regel nicht beim Sehen und bedarf dann keiner Therapie.

## Wie kommt es zum Nachstar?

Wurde im Rahmen der Operation des grauen Stars eine Kunstlinse eingesetzt, so kann sich im Laufe der Zeit die hintere Linsenkapsel des Kapselsacks wieder eintrüben und die Sicht erneut verschlechtern, mit einer ähnlichen Symptomatik wie beim grauen Star. Der Nachstar tritt bei ca. 30 bis 50 % der Patienten und Patientinnen auf, ist also häufig. Ursachen des Nachstars können mechanische Reize durch die eingesetzte Intraokularlinse sein. Man unterscheidet fibrotischen von regeneratorischem Nachstar: Beim fibrotischen Nachstar kommt es zu narbigen Veränderungen der hinteren Linsenkapsel. Beim regeneratorischen Nachstar werden verbliebene Zellen der ehemaligen Linse zum Wachstum angeregt. Der Nachstar kann relativ einfach behandelt werden, indem mit einem Laser (YAG-Laser) eine sogenannte Kapsulotomie durchgeführt wird. Dabei wird der Strahl auf die getrübte hintere Linsenkapsel fokussiert, und diese wird mit kleinen Laserschüssen eröffnet. Antientzündliche Augentropfen werden danach oft für einige Tage empfohlen. Der Eingriff kann ambulant erfolgen, ist nicht schmerzhaft und es blutet nicht. Zu den Nebenwirkungen gehören der Anstieg des Augeninnendrucks, kleine kratzerartige Schäden an der Kunstlinse (meist ohne Relevanz, sogenannte Pits), Makulaödeme und Netzhautablösungen. In sehr seltenen Fällen können Bakterien, die mit der Operation des grauen Stars in das Auge verschleppt wurden, aus einer Art Dämmerschlaf erweckt werden und zu einer Entzündung im Augeninneren führen. Man spricht dann von einer Low-Grade-Endophthalmitis, zum Beispiel durch Propionibakterien. Dies ist aber extrem selten.

## 44 Was ist eine myopisierende oder hyperopisierende Katarakt?

Durch die Trübung der Linse kommt es ebenfalls zu einer Zunahme der optischen Dichte innerhalb der Linse, und die Brechungseigenschaften ändern sich. Die Linse wird von der Brechkraft her stärker und das Auge ist relativ zur Brechkraft der Linse zu lang. Man spricht von Kurzsichtigkeit. In der Tat nehmen viele Menschen mit dem Fortschreiten des grauen Stars auch eine sogenannte Myopisierung wahr. Die Brillenwerte reichen nicht mehr aus und müssen angepasst werden. Das kann ebenfalls ein Hinweis auf einen voranschreitenden grauen Star sein. Seltener kommt es zur Hyperopisierung, also zur Weitsichtigkeit im Auge durch den grauen Star. Dabei gilt im Prinzip das Gleiche, nur dass das Auge in Relation zur Brechkraft der Linse zu kurz ist. Die zunehmende Myopisierung oder Hyperopisierung kann eine Indikation zur Operation des grauen Stars sein, selbst wenn die Sehschärfe mit der entsprechenden Korrektur ausreichend ist.

## 45 Was versteht man unter einer Christbaumkatarakt?

In bestimmten Fällen kann eine sogenannte Christbaumkatarakt auftreten. Diese Form der Trübung sieht schillernd bunt aus und besteht aus vielen kleinen Kristallen, die an einen geschmückten und glitzernden Weihnachtsbaum erinnern. Die Kristalle wechseln je nach Beleuchtung mit der Spaltlampe auch ihre Farbe. Vermutlich bestehen diese Kristalle aus einem Abbau von Linsenproteinen und der Aminosäure Cystin, die dann Kristalle bildet, die im Licht farbenfroh schimmern. Die Therapie entspricht der des grauen Stars allgemein: Bei Beschwerden kann die Linse entfernt und gegen eine Kunstlinse ausgetauscht werden.

## Wann spricht man von einer Kernbruneszenz?

Mit zunehmender Linsentrübung färbt sich der Linsenkern gelb-lich-rötlich. Man spricht von einer Kernbruneszenz. Es handelt sich um eine sehr fortgeschrittene Linsentrübung, bei der man viel mehr Ultraschallenergie in der Operation benötigt. Eine zunehmende Kernbruneszenz führt zu einer erheblichen Verschlechterung des Sehvermögens. Wird der graue Star nicht operiert, kann es zu einer Phakolyse mit phakolytischem Sekundärglaukom kommen.

## Wie kommt es zur Phakolyse und zum phakolytischen Sekundärglaukom?

Wird ein grauer Star gar nicht behandelt und nimmt die Linsentrübung ihren natürlichen Verlauf, kann es im Laufe der Zeit zu einer sogenannten Phakolyse kommen. Dafür muss die Linse schon sehr getrübt sein (mature [reife] bzw. hypermature [überreife] Katarakt), und die Linsenkapsel reißt ein. Dann können Eiweiße aus dem Linsenkern, der sich im Laufe der Zeit verflüssigt, in das Kammerwasser übertreten und eine Entzündung hervorrufen. Dies kann zu einem Anstieg des Augeninnendrucks mit Schäden am Sehnerv führen. Man spricht in diesem Fall von einem phakolytischen Sekundärglaukom. Um dieses Stadium der Linsentrübung zu erreichen, in dem eine Phakolyse auftritt, muss das Sehvermögen schon erheblich eingeschränkt sein. Man kann sich kaum vorstellen, dass ein grauer Star so lange unbehandelt bleibt. Die Fälle von Phakolyse, die ich bisher gesehen habe, waren sehr alte und demente Patienten und Patientinnen sowie Menschen aus Entwicklungsländern, wo eine Grauer-Star-Operation bei Weitem nicht Standard ist. Die Therapie ist in diesem Fall die Entfernung der Linse und das Einsetzen einer Kunstlinse. Sollte der hohe Augeninnendruck bestehen bleiben, ist eine Therapie des grünen Stars mit Augentropfen oder einer Operation erforderlich.

## Was ist die kindliche Katarakt?

Die kindliche Katarakt wird auch angeborene (kongenitale) Katarakt genannt. Diese Form kann einseitig oder beidseitig auftreten. Sie muss sehr zügig behandelt werden, da eine Trübung in der Sehachse die Entwicklung des Sehsinns erheblich beeinträchtigt, wodurch bleibende Schäden möglich sind. Ursachen können bei der einseitigen Form Entzündungen, Infektionen und Entwicklungsstörungen sein. Bei der beidseitigen Form sind oft genetische syndromale Erkrankungen und Stoffwechselerkrankungen die Ursache. Das Screening auf diese Erkrankungen erfolgt im Rahmen der U-Untersuchungen durch die Kinderärztinnen und Kinderärzte und wird mithilfe des Brückner-Tests durchgeführt (siehe Frage 26). Informationen zur Therapie der kindlichen Katarakt finden sich im Kapitel 5.

## Wann bildet sich ein Aphakieglaukom?

Wird bei kindlichem Glaukom die natürliche Linse aus dem Auge entfernt (Linsenabsaugung, Lentektomie), wird meist erst im Verlauf eine Kunstlinse in das Auge eingesetzt. Es verbleibt ein gewisser Zeitraum, in dem das Auge ohne (Kunst-)Linse ist. Dabei kann sich ein sogenanntes Aphakiesekundärglaukom entwickeln, vermutlich, da die Spannung im System der Linsenkapsel und des Ziliarkörpers sowie im Kammerwinkel fehlt. Die Häufigkeit wird mit bis zu 50 % der betroffenen Kinder angegeben. Es wird zunächst mit drucksenkenden Augentropfen behandelt. Wenn diese nicht ausreichen, ist eine Operation zur Verbesserung des Kammerwasserabflusses erforderlich.

## Kann eine Cortison-Therapie einen grauen oder grünen Star verursachen?

Corticosteroide sind in der modernen Medizin und insbesondere in der Augenheilkunde ein Segen und helfen effektiv bei der Therapie einer Vielzahl an Erkrankungen. Doch jede Therapie kann auch Nebenwirkungen haben. Es gibt Menschen, die besonders stark mit einer Erhöhung des Augeninnendrucks ansprechen, wenn sie Cortison verabreicht bekommen. Cortison triggert im Trabekelmaschenwerk den Prozess, dass die Zellen vermehrt bestimmte Stoffe produzieren, die das Gerüst im Extrazellularraum bilden. Passiert dies im Übermaß, verstopft es den Abfluss und der Augeninnendruck steigt (Steroid-Response). Anfangs ist der Prozess reversibel, wenn Cortison abgesetzt wird. Eine langfristige Therapie kann jedoch zu andauernder hoher Augeninnendrucklage führen. Benötigen Sie eine längere Cortison-Therapie, sollten auch immer augenärztliche Kontrollen erfolgen; gegebenenfalls muss eine den Augeninnendruck senkende Therapie eingeleitet oder verstärkt werden. Darüber hinaus kann Cortison auch die Linsentrübung beschleunigen und so eine frühzeitige Operation des grauen Stars erforderlich machen.

## Wie wirkt sich mein Diabetes auf die Linse aus?

Beim schlecht eingestellten Diabetes kommt es zu teilweise erheblichen Schwankungen des Blutzuckerwerts und damit zu unterschiedlichen Quellungszuständen der Linse (osmolare Wirkung). Dadurch können sich im Tagesverlauf die Brillenwerte ändern, und Ihre Brille kann über den Tag mal eine bessere und mal eine schlechtere Sicht ermöglichen. Darüber hinaus kann der Diabetes insbesondere die hintere Rinde trüben und einen vorzeitigen grauen Star auslösen. Zudem kann er umfangreiche Schäden der Netzhaut des Auges verursachen. Wichtig sind die optimale Einstellung des Diabetes, regelmäßige Kontrollen beim Augenarzt und die Lasertherapie von schlecht durchbluteten Netzhautbereichen.

# GRAUER STAR: KUNSTLINSENTYPEN UND IHRE EIGENSCHAFTEN

4

## Was für Kunstlinsentypen gibt es grundsätzlich?

Es gibt verschiedene Unterscheidungen: Intraokularlinsen können aus Acrylkunststoffen inklusive PMMA, Silikon oder Hydrogel gefertigt sein. Bis auf die PMMA-Linsen sind die Linsen faltbar und können leicht durch kleine Öffnungen in das Auge eingebracht werden. Im Aufbau unterscheidet man grundsätzlich zwischen der Optik (zentrale optische Linse), durch die die Sehachse verläuft, und der Haptik, mit der sich die Linse im Auge selbst stabilisiert oder mit der sie durch Nähte befestigt werden kann. Dabei gibt es einstückige und dreistückige Linsen: Bei einstückigen Linsen ist die gesamte Linse aus einem Stück gefertigt. Dreistückige Linsen haben eine zentrale Optik und jeweils oben und unten eine verschweißte bzw. befestigte Haptik, die auch eingenäht werden kann. Daneben gibt es sogenannte phake Intraokularlinsen, die vor die (klare) körpereigene Linse gesetzt werden können, wenn für jüngere Menschen eine Korrektur von Brillenwerten erfolgen soll. Iris-Claw-Linsen können an der Iris fixiert werden. Darüber hinaus kann man die Linsen nach Funktion klassifizieren: Es gibt monofokale, torische, multifokale und EDOF-Linsen. Sie können mit Blaufiltern für eine bessere Filterung der Blauanteile im Licht ausgestattet sein, der Nutzen ist aber umstritten. Alle Linsen haben jedoch UV-Filter. Adjustierbare Linsen (veränderbare Brechkraft mit UV-Licht) und akkommodierende Linsen haben sich bisher nicht durchgesetzt bzw. sind nicht ausreichend funktional.

## Was ist eine monofokale Linse?

Bei der monofokalen Standardlinse handelt es sich um einen Klassiker. Diese Linse wird am häufigsten implantiert und sorgt für scharfe Sicht in einer bestimmten Entfernung. Man kann sie für die Ferne oder die Nähe einstellen.

## Was bedeutet der Begriff Zielrefraktion?

Bei einer monofokalen Linse muss man sich entscheiden, für welche Entfernung die Linse eingestellt werden soll, man wählt also die Zielrefraktion. Es gibt drei Distanzen für die Sehschärfe: die Ferne, den Intermediärbereich (PC-Abstand) und die Nähe (Leseabstand). Vor der Operation muss man entscheiden, in welcher Distanz man ohne Brille scharf sehen möchte. Für die anderen Distanzen wird eine Gleitsichtbrille getragen. In der Regel erfolgt die Einstellung auf die Fernsicht ohne Brille; man spricht dann von einer sogenannten Emmetropie oder +/− 0 Dioptrien. Das ist dann sinnvoll, wenn man vor den Symptomen des grauen Stars auch schon ohne Brille in der Ferne gut gesehen hat oder weitsichtig war. War man vorher kurzsichtig und mit Kontaktlinsen immer auf die Ferne gut eingestellt, dann kann sich ebenfalls die Emmetropie lohnen. Da es bisher Kurzsichtige oft gewöhnt sind, ohne Brille zu lesen, kann die Linse auch so berechnet werden, dass im Leseabstand ein scharfes Bild entsteht (zum Beispiel Zielrefraktion −0,5 bis −2,0 Dioptrien). Bei monofokalen Linsen empfiehlt es sich, ca. sechs Wochen nach Operation des zweiten Auges eine Gleitsichtbrille anzupassen. Es müssen nicht zwangsläufig beide Augen die gleiche Zielrefraktion erhalten; die Monovisionstechnik (siehe Frage 57) kann sogar Brillenfreiheit ermöglichen.

## Mir wurde gesagt, dass ich bei meiner Kurzsichtigkeit auch nach der Operation kurzsichtig bleiben sollte. Ist das sinnvoll?

Das ist etwas, was individuell mit Ihnen abgesprochen werden sollte. Kurzsichtige sind es in der Regel gewöhnt, ohne Brille lesen zu können, und möchten sich diesen Vorteil gern erhalten. In diesem Fall kann man den Scharfpunkt einer monofokalen Linse so einstellen, dass in der Nähe ein scharfes Bild erzeugt wird. Für das Sehen in der Ferne ist dann eine Gleitsichtbrille erforderlich.

## Typen von Intraokularlinsen in der Übersicht

| Linsentypen | Charakteristika |
|---|---|
| monofokale Linse | Das ist die am häufigsten eingesetzte Standard-linse. Man muss sich für eine Entfernung entscheiden, in der man ohne Brille scharf sehen möchte (Zielrefraktion). Dies kann die Ferne sein (oft gewünscht) oder die Nähe (wenn Kurzsichtigkeit vorbesteht). Für die anderen Entfernungen kann eine (Gleitsicht-)Brille angepasst werden. |
| torische Intraokularlinse | Torische Intraokularlinsen können eine reguläre Hornhautverkrümmung ausgleichen und können sich ab 1 bis 1,5 Dioptrien lohnen. Sie sind nicht Bestandteil des Leistungskatalogs der gesetzlichen Krankenversicherung und erfordern Zuzahlungen. |
| Trifokallinse/ Multifokallinse | Bei einer trifokalen oder multifokalen Linse werden im Auge mehrere Bilder aus verschiedenen Entfernungen scharf auf der Netzhaut abgebildet. In der Regel sind dies die Ferne, der Intermediär-bereich (Fernsehen) und der Leseabstand. Diese Linsen können Brillenfreiheit ermöglichen, da ohne Brille Lesen, Fernsehen und die Orientierung in der Ferne möglich sind. Sie sind nicht Bestandteil des Leistungskatalogs der gesetzlichen Krankenver-sicherung und erfordern Zuzahlungen. |
| EDOF-Linse | EDOF-Linsen (Extended Depth of Focus = erweiterte Tiefenschärfe) sind eine Weiterentwicklung der Multifokallinsen. Sie wurden insbesondere für die Ferne und den Intermediärbereich optimiert. In diesem Bereich können sie einige Nachteile der Multifokallinsen deutlich verringern. Da der Leseabstand fehlt, wird meist nach der Operation eine Lesebrille benötigt. |

| Linsentypen | Charakteristika |
| --- | --- |
| implantierbare Kontaktlinse | Diese Kontaktlinsen werden auch phake Intra-okularlinsen genannt. Sie können vor die (klare) körpereigene Linse gesetzt werden, wenn bei jüngeren Menschen eine Korrektur von Brillenwerten erfolgen soll. Implantierbare Kontaktlinsen sind eine Alternative zur Chirurgie der Hornhaut, um die Fernbrille loszuwerden. |
| Blaufilterlinse | Diese Linsen filtern bestimmte blaue und weitere UV-Anteile im Lichtspektrum. Das soll die Netzhaut und insbesondere die Makula besser vor Schäden schützen. Der genaue Zusatznutzen der Blaufilterlinse ist umstritten, verlässliche wissenschaftliche Nachweise gibt es noch nicht. Alle implantierbaren Linsen bieten jedoch einen ausreichenden UV-Schutz. |
| einstückige Linse | Bei einstückigen Linsen ist die gesamte Linse aus einem Stück gefertigt. |
| dreistückige Linse | Dreistückige Linsen haben eine zentrale Optik und jeweils oben und unten eine verschweißte Haptik, die auch eingenäht werden kann. |
| sulkusnahtfixierte Linse | Ist der Kapselsack sehr instabil oder nicht mehr vorhanden, können dreistückige Linsen im Bereich des *Sulcus ciliaris* in das Auge eingenäht werden. |
| Add-on-Linse | Add-on-Linsen können ein- oder zweizeitig implantiert werden. Mit ihnen können weitere Sehfunktionen wie Multifokalität oder der Ausgleich einer starken Hornhautverkrümmung erreicht werden. |

## Kann ich eine Fernsicht (Emmetropie) wählen, wenn ich kurzsichtig bin und mit Kontaktlinsen klarkomme?

Sind Sie es gewöhnt, mit Kontaktlinsen in der Ferne scharf zu sehen, dann kann natürlich die Intraokularlinse auch so berechnet werden, dass in der Ferne ein scharfes Bild entsteht und für den Zwischenbereich und das Lesen eine Brille erforderlich ist.

## Was versteht man unter Monovision?

Bei der Monovision werden in beide Augen monofokale Standardlinsen implantiert. Das eine Auge (in der Regel das dominante) wird durch entsprechende Wahl der Zielrefraktion für die Ferne und das andere Auge für die Nähe eingestellt. Dadurch wird dem Gehirn ein scharfes Bild in der Nähe und ein ebenfalls scharfes Bild in der Ferne angeboten. Im Laufe der Zeit lernt man, durch Unterdrückung des unscharfen Bildes eine gewisse Brillenfreiheit zu erreichen. Wird hoch aufgelöstes Stereosehen benötigt, zum Beispiel beim Arbeiten mit feinen Strukturen in der Nähe, kann eine entsprechend angepasste Gleitsichtbrille eine scharfe Sicht beider Augen in der Nähe und auch in der Ferne ermöglichen. Falls Monovision für Sie infrage kommen könnte, sprechen Sie Ihre Augenärztin oder Ihren Augenarzt darauf an. Monovision ist im Leistungskatalog der gesetzlichen Krankenversicherungen enthalten (im Gegensatz zu multifokalen Linsen) und bedarf keiner Zuzahlung. Man kann den Zustand übrigens durch Kontaktlinsen bzw. Brillengläser auch simulieren.

## Was ist eine torische Linse und lohnt sie sich für mich?

Torische Intraokularlinsen können eine reguläre Hornhautverkrümmung (Astigmatismus) ausgleichen. Ob ein Astigmatismus, der bisher durch eine Brille korrigiert wurde, durch die getrübte Linse oder die Hornhaut bedingt ist, muss vorab festgestellt werden. Denn die Linse wird während der Operation entfernt, und nur die Komponente der Hornhaut kann ausgeglichen werden. Lohnend ist die Korrektur der Hornhautverkrümmung ab ca. 1 bis 1,5 Dioptrien. Sie kann jedoch auch weiterhin in die Brillenkorrektur eingearbeitet werden. Die Versorgung mit torischen Intraokularlinsen ist nicht im Leistungskatalog der gesetzlichen Krankenkassen enthalten und ist damit eine IGeL-Leistung. Die Kosten können einige hundert Euro betragen, je nach Material und Zusatzeigenschaften sowie Ausmaß der zu korrigierenden Hornhautverkrümmung. Eine Korrektur von Hornhautverkrümmungen mit torischen Linsen ist auch nicht immer möglich und sinnvoll, zum Beispiel, wenn die Hornhautverkrümmung irregulär und durch Narben oder Ablagerungen bedingt ist und sich verändern kann. Auch muss dabei bedacht werden, dass die Linse einmal berechnet wird und dann implantiert ist. Eine Änderung der Werte ist dann nur aufwendig durch eine neue Operation mit Linsentausch möglich. Ein torischer Ausgleich kann auch mit multifokalen oder EDOF-Lin-sen kombiniert werden. Auch kann eine torische Add-on-Linse als zweite Linse in den Sulkus vor den Kapselsack gesetzt werden. Es gibt verschiedene Möglichkeiten, zu denen Sie sich beraten lassen können.

## Wie funktioniert eine trifokale bzw. multifokale Linse?

Bei einer multifokalen Linse werden im Auge mehrere Bilder aus verschiedenen Entfernungen scharf auf der Netzhaut abgebildet, bei der trifokalen Linse drei Bilder. In der Regel sind dies die Ferne, der Intermediärbereich (Fernsehen) und der Leseabstand. Diese Linsen können eine Brillenfreiheit ermöglichen, da ohne Brille das Lesen, das Fernsehen und die Orientierung in der Ferne gut möglich sind. Bei diesen Linsen gibt es je nach Bauart Ringe unterschiedlicher Brechkraft (refraktive Linsen) oder Bereiche mit lichtbeugenden Arealen (diffraktive Linsen). Bei diffraktiven Linsen besteht das Zentrum aus einer refraktiven Fläche mit diffraktiven Ringen als Phasengitter. Diffraktive Linsen wirken unabhängig von der Pupillenweite ähnlich gut, und die Zufriedenheit von Patientinnen und Patienten ist in Studien größer als bei rein refraktiven Linsen. Multifokale Linsen sind nicht im Leistungskatalog der gesetzlichen Krankenkassen enthalten. Da es sich um IGeL-Leistungen handelt, sind Zuzahlungen fällig, die je nach Material und Zusatzeigenschaften einige hundert Euro betragen können. Am besten lassen Sie sich gut beraten. Die Effekte solcher Linsen können zum Teil mit Kontaktlinsen vor der Operation simuliert werden (siehe Frage 60). Beachten Sie auch, in welchem Beruf Sie tätig sind: Für das Lkw-Fahren und Piloten sind multifokale Linse nicht immer geeignet und können zur Berufsunfähigkeit führen.

## Kann man die Sicht dieser multifokalen Linsen vor der Operation einmal ausprobieren?

Durch das Tragen von multifokalen Kontaktlinsen kann die Funktionsweise von multifokalen Linsen simuliert werden. Da die Implantation dieser Linsen eine Entscheidung für das Leben ist, bin ich persönlich ein großer Freund davon, den Seheindruck einmal vorab zu testen. Darüber hinaus kann es nach dem Einsetzen von Multifokallinsen auch zu unerwünschten optischen Effekten kommen. Es gibt die Möglichkeit, diese Effekte in Simulatoren vorab zu sehen, damit es nach der Operation keine bösen Überraschungen gibt und Sie wissen, worauf Sie sich einlassen.

## Welche Vorteile bieten EDOF-Linsen?

EDOF-Linsen (Extended Depth of Focus = erweiterte Tiefenschärfe) sind eine Weiterentwicklung der Multifokallinsen. Sie wurden insbesondere für einen erweiterten Intermediärbereich optimiert. Das bedeutet, dass die Sicht in der Ferne und im Intermediär-

bereich (Fernsehen, PC, Armaturenbrett im Auto) optimal eingestellt ist. Für längeres Lesen oder feine Arbeiten in der Nähe wird
aber oft noch eine Lesebrille benötigt. Im Intermediärbereich sind
zudem die störenden optischen Effekte, die bei vielen Multifokallinsen auftreten können, deutlich reduziert.

## Welche optischen Effekte können bei multifokalen Linsen auftreten?

Typische „Nebenwirkungen" der multifokalen Linsen sind Halos
und Glare-Effekte (Streulichtphänomene). Darüber hinaus ist die
Sicht in der Dämmerung etwas eingeschränkter, da die verschiedenen Bilder, die die Linse liefert, das einzelne Bild dunkler darstellen, als Sie es bisher gewohnt sind. Der Kontrast in der Dämmerung
kann ebenfalls eingeschränkt sein. Bei den EDOF-Linsen, die für
die Ferne und den intermediären Bereich optimiert sind, sind diese Einschränkungen weniger stark. Die optischen Effekte können
vorab an einem Simulator gezeigt werden, damit Sie wissen, welche
Effekte nach der Operation auftreten könnten.

## Was versteht man unter Linsen mit asphärischer Optik?

Eine sphärische Optik würde die Form eines Teiles der Kugel-
oberfläche einnehmen. Eine asphärische Optik dagegen weicht von
der Kugelform ab. Da die menschliche Augenlinse ebenfalls nicht
wie eine Kugel, sondern asphärisch geformt ist, entspricht diese
Art der Optik der menschlichen Linse eher. Bei sphärischen Linsen
kommt es zudem zu Brechungsfehlern (sphärische Aberration),
sodass Strahlen, die weiter entfernt von der zentralen Achse auf die
Linse treffen, nicht mehr in den gleichen Brennpunkt gebrochen
werden. Es entsteht eine Unschärfe. Asphärische Linsen korrigieren das und erlauben ein kontrastreicheres Sehen.

## 64 Gibt es eine Kunstlinse, die mir bei der Makuladegeneration helfen kann?

Es gibt bestimmte Intraokularlinsen, die das zentrale Bild vergrößern. Damit kann bei (ausgeprägter) Makuladegeneration eine Verbesserung des zentralen Sehens erreicht werden. Auch dieser Effekt kann mit speziellen Brillen vorab simuliert werden, damit Sie eine Idee davon erhalten, was Sie erwartet. Diese Korrektur wird man allerdings nur in ein Auge einsetzen.

## 65 Ich habe keinen stabilen Kapselsack mehr. Kann ich trotzdem eine Kunstlinse eingesetzt bekommen?

Durch bestimmte Erkrankungen wie zum Beispiel das PEX-Glaukom, aber auch durch traumatische Einwirkung von Kräften auf das Auge kann der Kapselsack beschädigt werden. In diesem Fall ist es nicht möglich bzw. empfehlenswert, die Kunstlinse in den Kapselsack einzusetzen, da dieser im Laufe der Zeit (sub-)luxieren kann: Die Linse verrutscht aus der optischen Achse. Für diesen Fall kann entweder eine Linse eingenäht (sulkusnahtfixierte Linsen; siehe Frage 66) oder eine spezielle Linse in der Vorderkammer befestigt werden. Möglichkeiten der Befestigung befinden sich an der Iris oder, gestützt durch die Haptik, im Bereich des Kammerwinkels. Daneben gibt es irisfixierte Linsen.

## 66 Was ist eine sulkusnahtfixierte Linse?

Bei dieser Art der Intraokularlinse (dreistückiges Modell) werden die Haptiken im Bereich des Sulkus zum Beispiel durch Nähte an der Sklera vernäht. Dadurch ist auch bei fehlendem oder stark beschädigtem Kapselsack eine sichere Befestigung der Linse möglich. Die Nähte können im Laufe der Zeit nachgeben oder sich lösen. In diesem Fall ist eine neue Befestigung erforderlich.

## Was versteht man unter einer Vorderkammerlinse?

In den meisten Fällen werden sogenannte Hinterkammerlinsen (HKL) in das Auge implantiert. Diese sitzen, wie der Name schon sagt, in der hinteren Augenkammer, und zwar im Kapselsack oder in manchen Fällen im Sulcus ciliaris. Eine Vorderkammerlinse sitzt dagegen in der vorderen Augenkammer, also vor der Iris. Bestimmte Vorderkammerlinsen werden auch als Alternative für die LASIK und andere refraktiv-chirurgische Verfahren verwendet, wenn die eigene Linse noch im Auge verbleibt (phake Vorderkammerlinsen). Auch können (sub-)luxierte (verrutschte) Hinterkammerlinsen im Revisionseingriff durch Vorderkammerlinsen ersetzt werden. Es kommt dabei darauf an, mit welchen Linsentypen das Zentrum, an dem Sie operiert werden, Erfahrung hat und was für Sie am besten geeignet ist. Lassen Sie sich gut beraten.

## Haben die Kunstlinsen einen UV-Filter?

Die modernen Intraokularlinsen verfügen über einen ausreichenden Filter für UV-Strahlung. UV-Strahlung bis 300 nm Wellenlänge wird bereits durch die Hornhaut, das Kammerwasser und den Glaskörper ausreichend gefiltert, sodass die Netzhaut geschützt ist. Strahlung von 300 bis 400 nm wird durch die körpereigene Linse großflächig gefiltert; die Linse schützt damit die Netzhaut vor Schäden. Die in Deutschland implantierten Intraokularlinsen enthalten Filter, die diesen Wellenlängenbereich ebenfalls ausreichend filtern. Darüber hinaus gibt es sogenannte Blaufilterlinsen, die leicht gelblich erscheinen. Diese filtern bestimmte blaue und weitere UV-Anteile im Lichtspektrum. Das soll die Netzhaut und insbesondere die Makula besser vor Schäden schützen. Der genaue Zusatznutzen der Blaufilterlinse ist umstritten, verlässliche wissenschaftliche Nachweise sind noch ausstehend. Nach Möglichkeit sollten Sie gleiche oder ähnliche Linsentypen in beide Augen implantieren lassen, da ansonsten die Seheindrücke farblich verschieden sein können.

## Wie wird die Kunstlinse im Auge befestigt?

Dies ist je nach verwendetem Linsentyp verschieden. Wird die Linse in den Kapselsack implantiert, wie in den meisten Fällen, stützt sich die Linse mit ihren Haptiken selbst im Kapselsack ab und muss nicht vernäht werden. Wird eine Linse in den *Sulcus ciliaris* vor dem Kapselsack eingesetzt, zum Beispiel, weil eine hintere Kapselruptur vorliegt, kann sich die Kunstlinse dort ebenfalls mit ihren Haptiken selbst stabilisieren und bleibt in Position. Die dabei verwendeten Linsen sind oft einstückig. Dreistückige Linsen können im *Sulcus ciliaris* mit der Sklera vernäht werden. Dies wird dann gemacht, wenn der Kapselsack zu stark beschädigt ist oder durch ein Trauma bereits eine Kunstlinse im Auge verrutscht ist. Eine weitere Möglichkeit besteht darin, spezielle Linsen vor oder hinter die Iris zu setzen. Diese können sich entweder mit ihrer Haptik im Kammerwinkel selbst fixieren oder werden an die Iris geclipt oder mit Nähten dort fixiert. Wenn infolge schwerer Verletzungen des Auges die Iris Schaden genommen hat, gibt es die Möglichkeit, die Iris durch ein Irisimplantat zu ersetzen, das individuell angepasst werden kann.

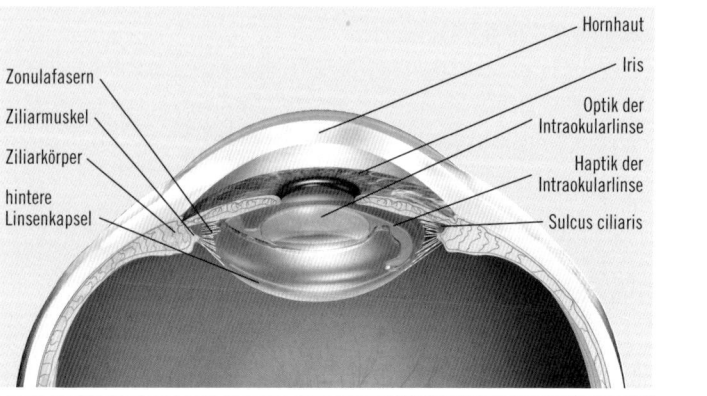

Querschnitt durch das vordere Auge mit einer Kunstlinse im Kapselsack

## Kann man auch zwei Intraokularlinsen im Auge haben?

Ja, es gibt Systeme von Linsen, bei denen nach Entfernung der körpereigenen Linse eine Kunstlinse im Kapselsack sitzt und die andere Linse davor im *Sulcus ciliaris*. So kann eine Basislinse (monofokal oder torisch-monofokal) in den Kapselsack gesetzt werden und eine Add-on-Linse mit multifokalen oder EDOF-Eigenschaften in den Sulkus davor. Mit den entsprechenden Paramctcrn kann individuell für jede Patientin und jeden Patienten die optimale Kombination geschaffen werden. Sollte die multifokale oder EDOF-Komponente nicht vertragen werden, ist die Explantation der Linse aus dem *Sulcus ciliaris* viel einfacher, als wenn eine Multifokallinse aus dem Kapselsack entfernt werden muss. Darüber hinaus kann auch bei bestehender Monofokallinse im Kapselsack eine multifokale Linse oder eine torische Linse in den Sulkus davor implantiert werden, falls der Wunsch dazu im Laufe des Lebens reift.

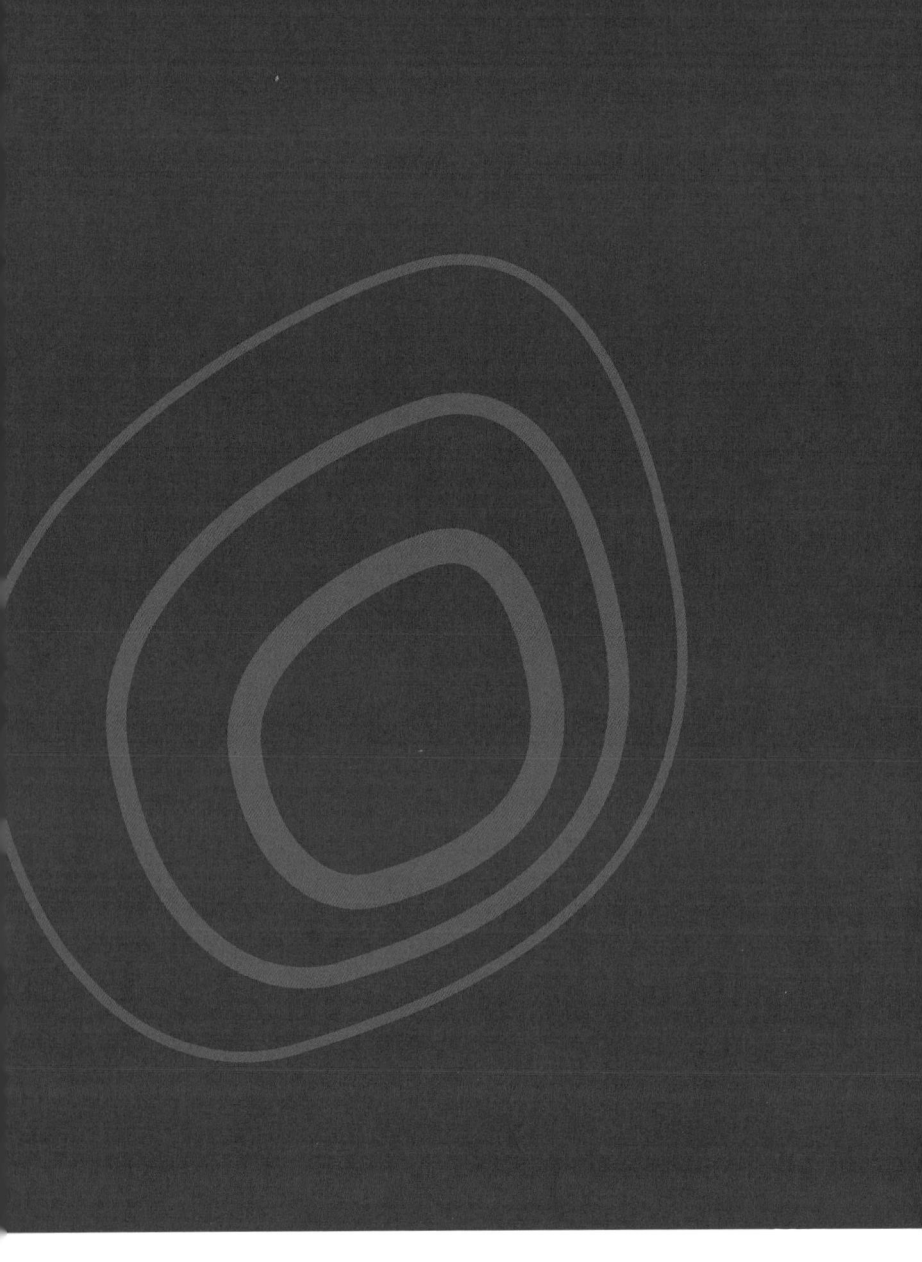

# GRAUER STAR: OPERATIVE THERAPIE

**5**

## Mir wurde eine Operation empfohlen, ich bin mir aber unsicher. Was sollte ich tun?

In der Sprechstunde gibt es viele Patientinnen und Patienten, die von den Augenärztinnen und Augenärzten mit der Bitte um Operation des grauen Stars geschickt werden, obwohl noch keine Beschwerden vorliegen. In diesem Fall entscheiden Sie ganz allein, nach sorgfältiger Aufklärung über die Chancen und Risiken, ob Sie eine Operation wünschen oder nicht. Eine Operation ist meist dann indiziert, wenn Beschwerden wie nebelige Sicht, ausgeblichene Farben oder Farbstiche und Blendempfindlichkeit auftreten und Sie stören. Fragen Sie sich also zunächst: Bestehen relevante Einschränkungen des Sehvermögens? Bin ich geblendet? Sind die Farben deutlich ausgeblichen? Sie können sich auch gern eine Zweitmeinung holen, wenn Sie sich nicht sicher sind, ob wirklich operiert werden muss. Manchmal muss auch eine eigentlich noch klare Linse entfernt werden, wenn zum Beispiel das Auge bei Weitsichtigkeit zu eng gebaut ist und die Linse die Zirkulation von Kammerwasser bei einem Engwinkelglaukom erheblich beeinträchtigt. Grundsätzlich legen aber Sie den Zeitpunkt der Operation fest.

## Mir wurde der Austausch der Linse empfohlen, obwohl diese noch recht klar ist. Sollte ich das machen lassen?

Dies muss individuell abgewogen werden. Der zu frühe Austausch der natürlichen Linse kann das Risiko für Netzhautkomplikationen wie Risse oder Ablösungen erhöhen. Denn die modernen Kunstlinsen, die implantiert werden, sind deutlich dünner als die natürliche Linse, und der Glaskörper kann sich vorzeitig abheben. Dadurch kann es zu Komplikationen kommen. Auf der anderen Seite muss manchmal die Linse frühzeitig entfernt werden, wenn die Platzverhältnisse im Auge so eng sind – vor allem bei starker Weitsichtigkeit –, dass andere Verfahren bisher keine Besserung der Drucklage erbracht haben und Augentropfen nicht wirksam sind.

## Soll ich mich operieren lassen, damit ich keine Lesebrille brauche?

Ich halte es für diskussionswürdig, die körpereigene Linse, die nur wenig getrübt ist, ab einem bestimmten Alter gegen multifokale Linsen oder EDOF-Linsen zu tauschen, nur um die Lesebrille zu verhindern. Dies sind Gründe, die im Lifestyle-Bereich zu suchen sind, und keine medizinischen Indikationen. Man kann diesen Weg gehen, aber aus meiner Sicht sollte eine Operation nur in Erwägung gezogen werden, wenn die Linsentrübung relevante Beschwerden verursacht.

## Sollte ich mich in einer Praxis ambulant oder stationär operieren lassen?

Die allermeisten unkomplizierten Operationen des grauen Stars werden ambulant in augenärztlichen Praxen oder kleineren Praxiskliniken durchgeführt. Die Operation ist sicher und sehr standardisiert, sodass dies problemlos möglich ist. Anders sieht es aus, wenn spezielle Anforderungen bestehen, wie bei schweren Begleiterkrankungen, die einen stationären Aufenthalt erforderlich machen. Auch wenn es nur noch ein sehendes Auge gibt und dieses operiert werden soll, kann ein stationärer Aufenthalt sinnvoll sein. So kann bei Komplikationen gleich eingeschritten werden, und der/die Patient:in kann postoperativ beobachtet werden.

## Welche allgemeinen Grundsätze zu den chirurgischen Verfahren sind zu beachten?

Dass eine Augenoperation durchgeführt werden soll, stellt für viele Patienten und Patientinnen eine große Belastung dar. Die Auswahl des am besten geeigneten Verfahrens und eine umfassende Aufklärung über die Chancen und Risiken sowie eventuell erforderliche Nachbehandlungen sind eine wichtige Basis für den Erfolg der

Operation. Dafür müssen umfassende Informationen über die Art des grauen Stars und die gewählte Intraokularlinse, über die Wünsche der Patientin bzw. des Patienten sowie über individuelle Faktoren vorliegen. Sie sollten bei der Anamnese und im Aufklärungsgespräch erörtert werden. Handelt es sich um das letzte Auge, das operiert wird, oder ist der/die Patient:in beruflich auf ein Stereosehen mit beiden Augen angewiesen, muss das dafür geeignete Verfahren gewählt werden. Bei der Operation eines letzten Auges würde ich ein stationäres Setting empfehlen, um frühe Komplikationen wie Blutungen oder erhebliche Druckanstiege gleich therapieren zu können. Darüber hinaus haben jede Praxis und jede Klinik bestimmte Verfahren, die gut etabliert sind und von den Ärztinnen und Ärzten sicher beherrscht werden. Auch erfordern manche Verfahren umfangreichere Nachkontrollen und gegebenenfalls Nachbehandlungen. Das ist nicht allen Patientinnen und Patienten möglich, etwa wegen der weiten Anreise oder aus persönlichen Gründen wie Pflegebedürftigkeit.

## 76 Wird die Operation des grauen Stars in Deutschland oft durchgeführt?

In Deutschland werden pro Jahr mehr als 1 000 000 Operationen des grauen Stars durchgeführt. Es handelt sich um einen sehr sicheren Routineeingriff, der zumeist in lokaler Betäubung vorgenommen werden kann.

## 77 Ist die Operation sehr schmerzhaft?

Nein, da das Auge durch Gele und Augentropfen gut betäubt werden kann. Sie werden eventuell nur leichte Berührungen und Bewegungen verspüren. Es ist auch nicht im Sinne Ihrer behandelnden Ärztinnen und Ärzte, wenn Sie Schmerzen verspüren, da Sie dann sicher unruhig werden und die Operation schwieriger wird. Sie sind während der Operation in der Regel wach. Deshalb sagen Sie bitte Bescheid, wenn Ihnen unwohl ist oder Sie Schmerzen verspüren.

## Welche Betäubungsverfahren gibt es?

Grundsätzlich können viele Operationen am Auge in lokaler Betäubung sicher durchgeführt werden. So wird auch die Operation des grauen Stars sehr oft beim wachen Patienten oder ggf. bei der wachen Patientin lediglich mit der Gabe von Augentropfen (und von etwas Betäubungsgel in das Auge) durchgeführt. Bei sehr dichten Linsentrübungen oder wenn der/die Patient:in Probleme hat, das Auge ruhig zu halten, kann der Augapfel mit Betäubungsmittel umspritzt werden (Para- oder Retrobulbäranästhesie des Auges). Das hat ebenfalls eine Lähmung der Augenbewegung für einige Stunden zur Folge. Darüber hinaus kann der Eingriff unter Vollnarkose durchgeführt werden, wenn der/die Patient:in Angst hat oder wenn komplizierte Eingriffe vorgenommen werden müssen. Möglich ist auch das Stand-by-Verfahren, bei dem die Narkoseärztinnen und -ärzte Beruhigungsmittel dosiert geben können und auf die Patientin oder den Patienten aufpassen, sollten sehr schwere Grunderkrankungen vorliegen.

## Ich habe Angst vor der Operation. Ist eine Vollnarkose möglich?

Manche Patienten und Patientinnen fühlen sich nicht wohl bei der Vorstellung, dass am Auge operiert wird, während sie wach sind. Am besten lassen Sie sich von Ihrer Ärztin oder Ihrem Arzt beraten und sprechen Sie auch Ihre Bedenken oder Ängste offen an. Niemand muss Angst während der Operation aushalten: Eine Vollnarkose ist bei Angst grundsätzlich möglich. Manchmal reicht aber auch schon ein leichtes Beruhigungsmittel. Sollte eine Vollnarkose aus medizinischen Gründen bei Ihnen nicht infrage kommen, weil das Narkoserisiko zu hoch ist, gibt es auch sichere Mittelwege wie einen leichten Dämmerschlaf, falls Sie eine Narkose wünschen. Kompliziertere Eingriffe am Auge werden gegebenenfalls gleich in Vollnarkose geplant.

## Muss ich meine Blutverdünner vor der Operation pausieren?

In der Regel ist es nicht erforderlich, die Blutverdünnung vor der Operation des grauen Stars zu pausieren. Bei bestimmten Formen der Anästhesie wie der Retrobulbäranästhesie kann es jedoch sinnvoll sein. Sprechen Sie auf jeden Fall mit Ihrer Ärztin oder Ihrem Arzt und geben Sie gewissenhaft an, welche Medikamente Sie einnehmen. Setzen Sie bitte Medikamente vor der Operation nicht eigenmächtig ohne Rücksprache mit Ihrer Ärztin oder Ihrem Arzt ab!

## Was ist das Floppy-Iris-Syndrom und was hat es mit der Kataraktoperation zu tun?

Die Iris besteht unter anderem aus zwei Muskeln, die die Pupille erweitern und verengen können, besitzt also eine gewisse Spannung. Unter anderem durch die Einnahme von bestimmten Medikamenten kann es zum sogenannten Floppy-Iris-Syndrom (FIS) kommen. Dabei schwirrt die Iris im Auge ohne Spannung und die Pupille verengt sich. Die Iris kann so leicht in die Zugangswege der Operation geraten und Schaden nehmen. Männer, die an gutartiger Prostatavergrößerung leiden, erhalten oft die Medikamente Tamsulosin, Alfuzosin oder Doxazosin, die dieses Syndrom auslösen können, wobei Tamsulosin am stärksten wirkt. Auch bei Frauen kann FIS auftreten, da Tamsulosin ebenfalls zur Erleichterung des Abgangs von Nierensteinen verordnet werden kann. Auch einige Antipsychotika und Medikamente gegen Haarausfall sind mit einem erhöhten Risiko verbunden, wie auch das Alter an sich. Daher ist die genaue Kenntnis Ihrer weiteren Erkrankungen und der von Ihnen eingenommenen Medikamente von entscheidender Bedeutung, damit Ihr/Ihre Operateur:in sich auf ein mögliches FIS vorbereiten kann. Ob die Medikamente während der Operation pausiert werden sollten oder nicht, ist noch nicht abschließend geklärt. Vermutlich ist es nicht erforderlich, da mit bestimmten Maßnahmen (Irisretraktoren, Malyugin-Ring) und Medikamenten (Pupillenerweiterung, hochvisköse Stoffe) das FIS während der Operation gut beherrscht werden kann. Zudem sollten die verordnenden Fachdisziplinen (Urologie) die Patientinnen und Patienten bereits frühzeitig auf die Auswirkungen der Medikamente bei der Kataraktoperation hinweisen. Am besten sollen der Urologe oder die Urologin vor dem Verordnen von zum Beispiel Tamsulosin eine Augenärztin oder einen Augenarzt befragen. Denn bereits einige Tage nach Beginn der Einnahme von Tamsulosin ist der Effekt an der Iris oft irreversibel vorhanden.

## Ich leide an feuchter Makuladegeneration. Was ist bei der Operation des grauen Stars zu beachten?

Bei der feuchten Makuladegeneration bildet sich Flüssigkeit im Bereich der zentralen Netzhaut, die mit regelmäßiger Spritzentherapie (IVOM) behandelt wird. Der Makulabefund sollte durch eine IVOM-Therapie stabilisiert werden, dann kann auch problemlos die Operation des grauen Stars erfolgen. Behalten Sie Ihr Therapieschema bei. Wenn Sie auf ein bestimmtes Präparat gut eingestellt sind, kann Ihre Augenärztin oder Ihr Augenarzt dieses in der Praxis spritzen, und einige Tage später kann die Operation des grauen Stars stattfinden. Eine prophylaktische Gabe einer IVOM bei trockener AMD während einer Katarakt-Operation wurde zeitweise propagiert, hat sich aber nicht als notwendig gezeigt.

## Kann man Glaukomoperationen mit der Entfernung des grauen Stars kombinieren?

Ja, das ist möglich und bei den minimalinvasiven Glaukomoperationen (MIGS) sogar oft erwünscht. Dazu kommt, dass einige Verfahren wie die Trabekulektomie mit einem höheren Risiko für die Bildung eines grauen Stars nach der Operation einhergehen und dieser nach Abwägung von Risiken und Nutzen deshalb gleich mitoperiert werden kann. Die Entfernung des grauen Stars hat darüber hinaus einen eigenen drucksenkenden Effekt, der die drucksenkende Wirkung des gewählten Verfahrens der Glaukomoperation verstärkt. Komplexe Revisionsoperationen würde ich persönlich nicht mit der Entfernung des grauen Stars kombinieren, sondern zweizeitig durchführen. Die Planung der Art und des Umfangs des Eingriffs muss sehr individuell auf Sie zugeschnitten werden. Ihre erfahrene Augenärztin oder Ihr erfahrener Augenarzt planen den Eingriff gemeinsam mit Ihnen und klären Sie ausführlich darüber auf. Es gibt aber auch Argumente für ein zweizeitiges Vorgehen.

## Ist die Kataraktoperation nach einer LASIK schwieriger?

Sollten Sie in früheren Jahren eine LASIK oder einen anderen refraktiv-chirurgischen Eingriff erhalten haben, sagen Sie das bitte unbedingt Ihrer Augenärztin oder Ihrem Augenarzt, da dann andere Formeln zur Berechnung der Linse angewendet werden müssen. Die Hornhaut kann in dem Fall etwas dünner sein; dies muss bei der Brechkraftberechnung der Linse berücksichtigt werden. Bitte geben Sie am besten alle Voroperationen an, damit es nach der Operation keine bösen Überraschungen gibt. Technisch gesehen ist die Operation nach einer LASIK nicht unbedingt schwieriger, nur die Berechnung der Intraokularlinse ist mit etwas größerem Fehlerrisiko behaftet.

## 85 Wie werde ich am Operationstag auf den Eingriff vorbereitet?

Die operative Entfernung der getrübten körpereigenen Linse erfolgt unter möglichst sterilen Bedingungen im Operationsbereich. Das Auge wird als Vorbereitung auf die Operation mit pupillenerweiternden Tropfen weitgestellt. Manchmal kann es sein, dass Sie gebeten werden, bereits einige Tage vor der Operation bestimmte Augentropfen zu nehmen. Sie werden dann für den Operationsbereich umgezogen und bekommen ein Haarnetz. Im Operationsbereich angekommen, werden Ihnen entweder betäubende Augentropfen verabreicht oder die Narkoseärztinnen und -ärzte beginnen mit der Vorbereitung, sollten Sie eine Sedierung, Vollnarkose oder Umspritzung des Auges erhalten. Sie werden auf einen Operationstisch umgelagert, der entsprechend an die Gegebenheiten im Operationssaal angepasst werden kann. Wenn alles bereit ist, werden Sie in den Operationssaal gefahren. Dort wird mit Jod das Auge desinfiziert. Sagen Sie deshalb bitte vorab Bescheid, wenn Sie eine Jodallergie haben. Dann wird das Auge abgeklebt und abgedeckt.

## 86 Wie wird mein Auge während der Operation offengehalten und trocknet es dabei nicht aus?

Um die Operation durchführen zu können, muss das Auge offengehalten werden. Dazu wird Ihnen eine kleine Klammer aus Metall (Lidsperrer) in das Auge eingesetzt, nachdem Ihr Auge abgeklebt und abgedeckt wurde (siehe Frage 85). Während der Operation werden regelmäßig Wasser und Gel auf die Hornhaut gegeben, um ein Austrocknen zu vermeiden. Ein Austrocknen der Hornhaut wäre auch schlecht für den Fortgang der Operation, da durch die Hornhaut die Entfernung der Linse beobachtet wird.

## 87 Wie läuft die operative Therapie des grauen Stars ab?

Mit einem kleinen Messer werden zwei sogenannte Parazentesen (kleine Einschnitte) an den Seiten der Hornhaut angelegt, um in die vordere Augenkammer zu gelangen und dort arbeiten zu können. Eine große Parazentese (der sogenannte Phakotunnel) wird oben oder seitlich am Auge angelegt. Dadurch wird später auch die Linse in das Auge eingesetzt. Die vordere Augenkammer wird mit Lokalanästhetikum gespült und mit einer viskösen Substanz gefüllt, damit gefahrlos gearbeitet werden kann und Platz geschaffen wird. Mit einem kleinen Messer wird die vordere Linsenkapsel eingeschnitten, um an den Kern zu gelangen. Mit einer Pinzette wird die Linsenkapsel kreisrund eröffnet (Rhexis). Mit einer Spritze mit stumpfem Ende wird der Linsenkern mobilisiert und angespült, damit er gut beweglich ist. Sodann wird mit einem Ultraschallzerkleinerer in das Auge gegangen. Mit ihm wird der Linsenkern geteilt und nach und nach in kleinen Stücken abgesaugt. Die verbleibende Linsenrinde wird mit Saug-Spül-Kanülen entfernt und die Kapsel wird gereinigt. Die Schritte der Rhexis und des Zerteilens des Linsenkerns können auch durch einen Laser assistiert erfolgen (Femto-Phako). Sodann wird die Kunstlinse gefaltet mit einem Injektor und Gel in den nun leeren Kapselsack eingebracht. Mit Saug-Spül-Kanülen wird das verbliebene Gel entfernt. Oft wird ein Antibiotikum als Prophylaxe in das Auge gegeben. Die Operation dauert etwa zehn bis zwanzig Minuten. Je nach Linsentyp und Art des Zugangs kann das genaue Verfahren bei Ihnen durchaus variieren. Am Ende sitzt die Linse im Kapselsack und wird durch die Haptik gehalten.

## 88 Wie funktioniert die Phakoemulsifikationstechnik?

Bei der Phakoemulsifikationstechnik wird mit Ultraschallwellen der Linsenkern zertrümmert, verflüssigt und die Stücke werden mit einem integrierten Sauger entfernt. Dabei muss man aufpassen,

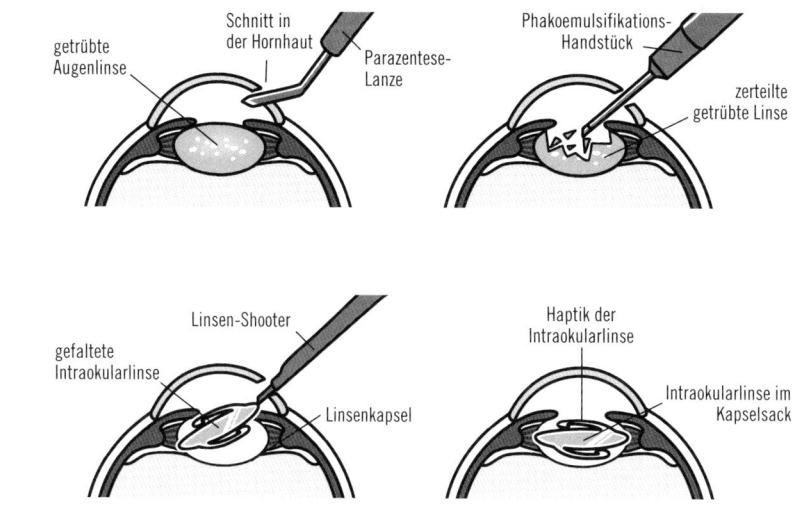

Entfernung des grauen Stars mit der Phakoemulsifikation

dass man nicht zu tief in den Linsenkern schneidet. Sonst kommt man auf der gegenüberliegenden Seite wieder heraus und verursacht einen Kapseldefekt, bei dem Kernteile in den Glaskörperraum stürzen können. In diesem Fall ist eine Vitrektomie (Glasköperentfernung) erforderlich, und eine Kunstlinse wird meist erst zu einem späteren Zeitpunkt eingesetzt, wenn sich das Auge erholt hat.

## Bietet die Femtosekundenlasertechnik Vorteile gegenüber der Phakoemulsifikationstechnik?

Bei der Femtosekundenlasertechnik assistiert ein spezieller Laser Schritten der Operation des grauen Stars, vor allem der Eröffnung der vorderen Linsenkapsel (Rhexis) und der Zertrümmerung des Linsenkerns. Daneben kann der Laser auch die Arbeitskanäle in der Hornhaut (vor-)schneiden. Große Studien haben gezeigt, dass die Ergebnisse der Femtosekundenlasertechnik und der Standardtechnik der Phakoemulsifikation vergleichbar sind. Der Einsatz eines Femtosekundenlasers ist keine Leistung der gesetzlichen Krankenversicherung und muss als IGeL-Leistung privat bezahlt werden.

## Wozu dient bei der Operation ein Viskoelastikum?

Dabei handelt es sich um visköse Gele, die bei der Operation des grauen Stars in die vordere Augenkammer gegeben werden, um das Endothel, also die innere Schicht der Hornhaut, zu schützen. Darüber hinaus ermöglichen diese Gele ein gutes Arbeiten und können die vordere Augenkammer kontrolliert aufstellen, sollte diese kollabieren. Das Viskoelastikum sollte am Ende der Operation nach Möglichkeit weitgehend entfernt werden, denn verbleibende Reste können zu einem Anstieg des Augeninnendrucks führen.

## Während der Operation kommt es zu einem Kapselriss. Was bedeutet das?

In diesem Fall kann die Kunstlinse manchmal nicht in den Kapselsack implantiert werden. Eine Alternative wäre das Einsetzen einer Linse in den *Sulcus ciliaris*, also vor den Kapselsack, aber hinter die Iris. Die Intraokularlinse kann dort sicher implantiert werden, wenn der vordere Kapselsack und die Aufhängung intakt sind. Beachten sollte man, dass der *Sulcus ciliaris* sich etwas vor dem Kapselsack befindet und die Implantation der Linse im *Sulcus ciliaris* statt im Kapselsack eine Auswirkung von ca. 0,5 bis 1,5 Dioptrien haben kann, je nach Augenlänge und Linsenstärke. Daher sollte das bei der Entscheidung, die Linse in den *Sulcus ciliaris* zu setzen, bei der Berechnung der Linse berücksichtigt werden: Der für den Kapselsack geplante Wert der Brechkraft der Linse kann um 0,5 Dioptrien vermindert werden, um das gleiche geplante optische Ergebnis zu erhalten. Es kann je nach Größe des Kapseldefekts eine Kunstlinse eingesetzt werden, oder man gibt dem Auge erst Zeit zur Erholung und setzt die Kunstlinse in einem zweiten Eingriff ein.

## Was passiert, wenn es während der Operation zu einem Riss der hinteren Kapsel mit Glaskörperprolaps kommt?

Durch die Manipulation während der Operation bzw. auch spontan kann die hintere Linsenkapsel einreißen und es entsteht eine Verbindung in den Glaskörperraum. Geleeartiges Material aus dem Glaskörper kann hervortreten und bis in die vordere Augenkammer gelangen. Glaskörperstränge können zu den Schnitten führen und durch Einschnürungen der Iris oder durch Zug an der Netzhaut Komplikationen verursachen. Daher ist in diesem Fall eine vordere Glaskörperentfernung mit ei-nem speziellen schnellen Schneidemesser erforderlich, damit kein Glaskörpermaterial in der hinteren und vorderen Augenkammer zurückbleibt. Dann kann je nach Größe des Kapseldefekts eine Kunstlinse eingesetzt werden, oder man gibt dem Auge erst Zeit zur Erholung und setzt die Kunstlinse in einem zweiten Eingriff ein. Das Sehergebnis nach der Operation ist dadurch nicht zwingend eingeschränkt.

## Was ist eine suprachorioidale (expulsive) Blutung und warum ist sie so gefürchtet?

Blutungen können während der Operation auftreten, auch wenn die Linse selbst nicht durchblutet ist. Eine gefürchtete Komplikation ist die expulsive Blutung. Dabei kommt es während der Operation oder kurz danach zu einer Ruptur (einem Riss) eines arteriellen Gefäßes in der Aderhaut (Chorioidea). Oft sind diese Gefäße durch Arteriosklerose vorgeschädigt. Dabei kann eine so starke Blutung entstehen, dass Augeninhalt aus den Schnitten und Arbeitskanälen herausgepresst wird. Tritt dies während der Operation auf, so wird die Ärztin oder der Arzt versuchen, entsprechenden Gegendruck aufzubauen, visköse Stoffe in das Auge zu geben und dieses unter Druck zu verschließen. Dann muss abgewartet werden, bis sich die Blutung verflüssigt. Gegebenenfalls kann im Verlauf eine externe Drainage (Ableitung) des Blutes über die Aderhaut erfolgen, um die Blutung zu entlasten. Die Prognose hängt von dem Schaden ab, der entstanden ist. Sie kann durchaus gut sein, aber auch so, dass das Auge keine Lesefunktion mehr errreichen kann. Glücklicherweise ist diese Komplikation sehr selten.

## Welche Arten von Blutungen können während der Operation noch auftreten?

Es können Blutungen aus Irisgefäßen auftreten. Diese werden gleich während der Operation durch Spülung entfernt. Blutungen an der Bindehaut sind ebenfalls möglich, zum Beispiel durch die Manipulation am Auge oder wenn ein auf die Hornhaut gewachsenes Gefäß bei einem Schnitt durchtrennt wird.

## Was bedeuten die Abkürzungen ICCE und ECCE?

Unter einer ECCE versteht man die (manuelle) extrakapsuläre Kataraktextraktion. Dabei handelt es sich um ein Verfahren, bei dem die Kapsel eröffnet und die Linse (manuell) aus der Kapsel entfernt wird. Dies wird heute nur noch in Ausnahmefällen so gemacht, da moderne Verfahren wie die Phakoemulsifikation, gegebenenfalls in Kombination mit einem Femtosekundenlaser, eine schonende Entfernung der Linse aus dem Kapselsack ermöglichen. In gewisser Weise sind dies übrigens auch ECCE-Verfahren. Bei der ICCE wird die Linse zusammen mit dem Kapselsack entfernt. Diese Methode wird nur noch in Ausnahmefällen angewendet, zum Beispiel, wenn der Linsenaufhängeapparat durch ein Trauma beschädigt wurde.

## Was versteht man unter einer Clear Lens Extraction?

Bei der Clear Lens Extraction (CLE) wird die klare oder nur sehr wenig getrübte Linse des Auges chirurgisch entfernt. Dafür muss es sehr gute Gründe geben, da die vorzeitige Entfernung der Linse mit einem erhöhten Risiko für Netzhautkomplikationen wie der Netzhautablösung einhergeht. Eine prophylaktische Entfernung der Linse zur Vorbeugung des grauen Stars (Ja, so ein Kokolorcs wird tatsächlich propagiert!) ist aus meiner Sicht keine adäquate Indikation zur Operation. Manchmal muss eine klare Linse jedoch entfernt werden, wenn sie zum Beispiel beim Engwinkelglaukom erhebliche Probleme bei der Zirkulation des Kammerwassers verursacht.

## Was ist der Starstich?

Im Altertum waren die modernen Operationsverfahren, die heute ein Segen sind und Menschen mit erheblicher Beeinträchtigung durch den grauen Star wieder eine klare Sicht ermöglichen, noch nicht entwickelt. Es gab aber bereits die Technik des Starstichs. Dabei wurde eine Nadel aus Metall in das Auge eingeführt und die getrübte Linse wurde damit in den Glaskörperraum gedrückt. Da nun die Sichtachse wieder frei war, nahmen die Patientinnen und Patienten wieder eine bessere Sicht zur Orientierung wahr. Weil jedoch keine Kunstlinse in das Auge implantiert wurde, fehlte nun die Brechkraft der Linse und das Auge war stark weitsichtig (hyperop). Selbstredend waren auch Komplikationen häufig, wie Infektionen, Entzündungen und das phakolytische Sekundärglaukom, wenn die Linsenkapsel dabei eröffnet wurde. Starstecher (sogenannte Okulisten) waren daher im Mittelalter oft „fahrendes Volk" und längst in einer anderen Stadt, wenn Komplikationen auftraten. Strafen und Honorare für Ärzte im Altertum finden sich bereits im Codex Hammurabi, der als Steinstele im Louvre in Paris ausgestellt ist.

## Wie wird die kindliche Katarakt behandelt?

Bei Kindern ist der Linsenkern noch sehr weich, sodass keine Phakoemulsifikation erfolgen muss. Der Kern kann leicht abgesaugt werden, nachdem die Linsenkapsel eröffnet wurde. Bei Kindern sollte zudem auch die hintere Linsenkapsel eröffnet und der vordere Glaskörper entfernt werden, da es dort besonders oft zur Nachstarbildung kommt und das Kind zur Entfernung des Nachstars erneut in Narkose gelegt werden müsste. Oft wird beim primären Eingriff der Linsenabsaugung noch keine Kunstlinse eingesetzt, sondern das Auge wird linsenlos (aphak) belassen. Die Sehkraft in der Ferne wird durch eine Kontaktlinse oder eine kindliche Starbrille wiederhergestellt. Eine Kunstlinse kann dann später im Verlauf implantiert werden. Wichtig ist, dass die kindliche Katarakt möglichst in den ersten Wochen nach der Geburt behandelt wird, damit die Sehentwicklung keinen Schaden nimmt und eine Amblyopie gar nicht erst oder nur vermindert entsteht. Wichtig sind im Verlauf Sehschultrainings und Abklebungen des stärkeren Auges.

## Was ist Amblyopie?

Bei der Amblyopie ist die Sehentwicklung des Auges nicht regelrecht erfolgt, sodass trotz organisch normalem Auge die Sehschärfe nicht normal entwickelt ist. Ursachen für eine Amblyopie können Schielerkrankungen, Hornhautverkrümmungen und zu spät entdeckte Sehfehler sein. Auch ein zu spät behandelter angeborener grauer Star kann die Sehentwicklung erheblich beeinträchtigen.

## Wann sollte bei meinem Kind mit angeborenem grauem Star eine Kunstlinse eingesetzt werden?

Kunstlinsen sollten bei Kindern erst ab einem Lebensalter von 6 bis 12 Monaten eingesetzt werden, da es bei einer Kunstlinsenimplantation bereits in den ersten Lebensmonaten häufig Probleme gibt. Da die meisten angeborenen Katarakte aber bereits in den ersten Lebenswochen operiert werden müssen, um eine Sehschwäche zu vermeiden, entscheidet man sich in der Regel für ein zweizeitiges Vorgehen. Nach der Operation wird das Kind in der Zwischenzeit, in der das Auge linsenlos (aphak) ist, mit einer Kontaktlinse bzw. einer kindlichen Starbrille versorgt, damit die Sehentwicklung nicht leidet. Wird im Alter von zum Beispiel einem Jahr dann eine Intraokularlinse eingesetzt, muss diese so dimensioniert sein, dass das zu erwartende Wachstum des Auges berücksichtigt wird und mit ca. sieben bis acht Lebensjahren eine Emmetropie, also Fernsicht ohne Brille, vorliegt. Wenn die Kontaktlinsen gut toleriert werden, kann mit der zweizeitigen Implantation einer Kunstlinse auch länger abgewartet werden. Dies hat den Vorteil, dass die Linsenberechnung meist genauer ist, da das Auge schon „ausgewachsener" ist. Da eine Akkommodation, also die Anpassung an die Nähe, mit diesen Linsen nicht möglich ist, benötigt das Kind später eine Gleitsichtbrille. Die Implantation von Multifokallinsen empfiehlt sich bei Kindern in der Regel nicht, da Linsensitz und Linsenberechnung nach der Operation einer kindlichen Katarakt in der Regel einer zu großen Schwankungsbreite unterliegen.

## Wie erfolgt die Aphakiekorrektur bei Kindern?

Die Korrektur der Linsenlosigkeit bei Kindern nach Absaugung der getrübten Linse kann entweder durch Kontaktlinsen oder durch eine kindliche Starbrille erfolgen. Die Anpassung der Kontaktlinsen nimmt im besten Fall ein erfahrener Optiker oder eine erfahrene Optikerin kurz vor der Operation des Kindes vor, wenn das Kind bereits in Narkose liegt. So kann ohne Probleme die richtige Linse ausgewählt werden.

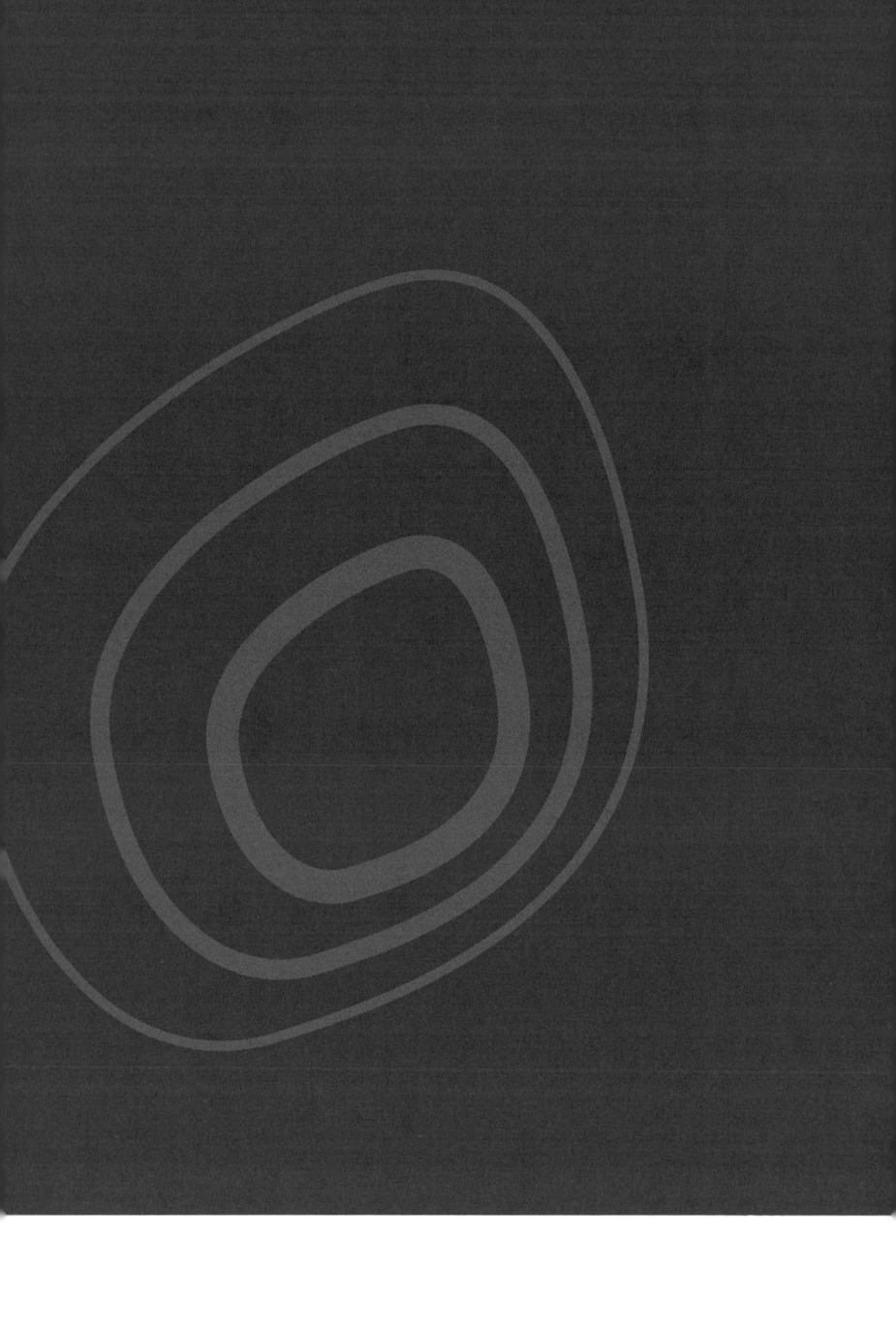

# GRAUER STAR: NACH DER OPERATION

6

## Warum kann ich nach einer Operation der Linse nicht mehr akkommodieren?

Da die implantierte Linse aus Kunststoff ist und in den Kapselsack gesetzt wird, kann sie sich nicht verformen und an verschiedene Entfernungen anpassen. Forschungen an akkommodierenden Intraokularlinsen gibt es zwar, allerdings sind diese (noch) nicht marktfähig. Wird eine Brillenfreiheit gewünscht, sollte über multifokale Linsen, EDOF-Linsen oder Monovision nachgedacht werden (siehe Kapitel 4).

## Mein Augenlid ist nach der Operation geschwollen und hängt etwa herunter. Was kann ich tun?

Oft kommt es nach einer Augenoperation durch den Reiz zu einer Schwellung und einem herabhängenden Augenlid (Reizptosis). In diesem Fall können vorsichtige Kühlungen helfen und möglichst wenig Belastungen für die Augen. In der Regel erhalten Sie von Ihrer Augenärztin oder Ihrem Augenarzt Verhaltensratschläge für die Zeit nach der Operation. Wichtig ist, dass Sie die Warnzeichen einer Augeninfektion kennen und im Zweifel schnell handeln.

## Warum muss ich nach der Operation tropfen?

Auch wenn die moderne Kleinschnitttechnik der Kataraktoperation diese risikoarm und mit wenigen Belastungen für das Auge ermöglicht, ist die Operation mit der Implantation einer Kunstlinse doch ein Reiz. Daher wird allgemein empfohlen, nach der Operation für zwei bis drei Wochen entzündungshemmende Augentropfen anzuwenden. Darüber hinaus werden gelegentlich auch antibiotische Augentropfen verschrieben, sofern nicht bereits eine Prophylaxe durch Injektion während der Operation erfolgt.

## Ich habe seit der Operation des grauen Stars trockene Augen. Was kann ich tun?

Sie sollten Augentropfen ohne Konservierungsmittel verwenden und bei Bedarf ein Tränenersatzmittel tropfen. Darüber hinaus empfiehlt es sich, die Therapie des trockenen Auges nach Bedarf anzupassen und gegebenenfalls zu intensivieren. Zunächst sollte eine Diagnostik durchgeführt werden, um festzustellen, wodurch

---

### Basismaßnahmen beim trockenen Auge

- Realistische Erwartungshaltung: Das trockene Auge ist oft chronisch, kann aber gut gelindert werden.
- Auch kleine Schritte sind Erfolge!
- Vermeiden Sie Zugluft und achten Sie auf ausreichende Luftbefeuchtung.
- Nehmen Sie ausreichend Flüssigkeit zu sich.
- Legen Sie Pausen bei der PC-Arbeit ein und verlegen Sie den Bildschirm unter die Horizontale, denn wenn Sie etwas nach unten schauen, haben Sie eine kleinere Lidspalte.
- Aktives Blinzeln und Gähnen bzw. Mundöffnung fördern die Tränenbildung.
- Pflegen Sie Wimpern und Augenlider.
- Helfen kann auch eine Wärmebehandlung (mehr als 40 °C über etwa acht Minuten). Berücksichtigen Sie den oft erhöhten Schmelzpunkt von Meibum durch bakterielle Lipasen.
- Eine Lidkantenmassage ist angenehm.
- Drücken Sie Meibum (das Sekret der Meibum-Drüsen am Auge) mit dem Wattestäbchen aus.
- Gegebenenfalls ist eine medikamentöse Therapie mit zeitweiligem Verabreichen von Steroiden und Ciclosporin-Augentropfen erforderlich.

---

Ihre Augentrockenheit begründet ist und wie sie am besten behandelt werden kann. Trockenes Auge ist nicht gleich trockenes Auge: Verdunstet der Tränenfilm zu schnell oder ist er instabil, ist die Therapie eine andere, als wenn zu wenig Tränenflüssigkeit produziert wird. Sie sollten zudem versuchen, Umweltfaktoren zu optimieren. Operationen wie die des grauen Stars können Beschwerden des trockenen Auges auslösen oder verschlimmern.

## Morgens beim Aufwachen habe ich seit der Operation manchmal gelblichen Ausfluss aus dem Auge. Was könnte mir helfen?

Durch die Operation des grauen Stars kann es zu Störungen des Tränenfilms kommen. Auch treten in höherem Alter, in dem die Operation des grauen Stars oft erforderlich wird, Blepharitis (eine Entzündung des Lidrands) und Erkrankungen der Lider sowie des Tränenfilms häufiger auf. Wichtig ist die Lidrandhygiene mit vorsichtigen Massagen und Reinigung des Auges. Auch können warme Kompressen helfen sowie die Basismaßnahmen bei der Therapie des trockenen Auges (siehe Frage 105).

## Wann muss ich meine Augen nach der Operation nachkontrollieren lassen?

Eine Kontrolle nach der Operation sollte beim Augenarzt innerhalb der ersten drei Tage – am besten am Folgetag – stattfinden. Ist dann alles in Ordnung, wird ca. eine Woche später noch einmal kontrolliert; dann werden die Abstände zwischen den Kontrolluntersuchungen größer. Haben Sie Beschwerden, suchen Sie bitte Ihre Augenärztin oder Ihren Augenarzt auch zwischen den Kontrollen auf. Frühestens sechs Wochen nach der Operation sollte eine Brille angepasst werden, da dann anzunehmen ist, dass die Sehstärke sich stabilisiert hat.

## Wie lange muss ich nach der Operation des ersten Auges warten, bis das zweite operiert werden kann?

Oft wird ein gewisser Abstand zwischen den Operationen der beiden Augen eingehalten, damit sich das erste Auge zunächst erholen kann. Erst bei einem guten Heilungsverlauf des ersten Auges wird dann das zweite Auge operiert. Stellen Sie sich vor, die Operation führt bei Ihnen zu starken Entzündungsreizen und Sie haben sich beide Augen auf einmal operieren lassen. Dann kann es sein, dass Sie für eine gewisse Zeit mit sehr schlechter Orientierung leben müssen. Daher empfehle ich auch immer, zunächst ein Auge und dann das zweite operieren zu lassen. Es gibt allerdings auch Konstellationen, in denen entweder das zweite Auge am Tag nach der Operation des ersten Auges (nach kurzer Visite!) operiert wird oder gleich in einer Operation beide Augen operiert werden. Das kann dann der Fall sein, wenn ein/eine Patient:in sehr krank ist und man ihm oder ihr mehrere Klinikaufenthalte ersparen möchte, oder wenn die Operation in Vollnarkose erfolgen muss und man dem Patienten oder der Patientin mehrere Narkosen ersparen möchte. Das muss zum Wohle der Patientin oder des Patienten individuell abgewogen werden.

## Wie lange nach der Operation sollte ich mir eine Brille machen lassen?

Auch wenn die moderne Kleinschnitttechnik eine schnelle Heilung ermöglicht und die Sehbeeinträchtigungen durch die Operation oft nur gering sind, sollte die Heilung des Auges abgewartet werden, da sich die Brillenwerte nach der Operation noch verändern können. Ich empfehle, einen Zeitraum von ca. sechs Wochen abzuwarten, bevor eine Brille angepasst wird. Wer sicher gehen möchte, lässt die erforderlichen Brillenwerte (Refraktionsbestimmung) zu zwei verschiedenen Zeitpunkten messen. Sind sie stabil, kann die Brille angepasst werden.

# Mögliche Komplikationen nach einer Kataraktoperation

Auch bei durch kundige Hand durchgeführter Operation des grauen Stars kann es leider im Verlauf immer auch zu Komplikationen kommen. Ernsthafte Komplikationen sind aber glücklicherweise sehr selten.

Zu den häufigeren Komplikationen nach der Operation gehören ein gereiztes Auge mit Rötung und eine noch etwas verschwommene Sicht. Auch kann ein Fremdkörpergefühl bestehen. Wurde während der Operation die oberste Schicht der Hornhaut verletzt, kann für ein paar Tage auch ein starkes Fremdkörpergefühl auftreten. Das Gefühl der Augentrockenheit nach der Operation kann auch für längere Zeit weiter bestehen bleiben und die Anwendung von künstlichen Tränen erforderlich machen.

Manchmal wirkt das operierte Auge nach dem Eingriff noch für einige Wochen etwas kleiner als das nicht operierte, oder das Augenlid hängt etwas herunter. Dies gibt sich in der Regel nach einiger Zeit wieder. Durch die nach dem Eingriff anzuwendenden Augentropfen können ebenfalls Rötungen oder Unverträglichkeiten ausgelöst werden. In diesem Fall sollten Sie die Tropfen jedoch nicht einfach absetzen, sondern es sollte in Rücksprache mit der Ärztin oder dem Arzt zu einem anderen Präparat gewechselt werden.

Besonderes Augenmerk sollten Sie auf Warnsignale schwerwiegender Komplikationen richten, um diese rechtzeitig zu erkennen. So können das Sehen von Blitzen im Dunkeln, das Auftreten eines Schattens oder Vorhangs sowie das Wahrnehmen von Rußregen (viele kleine, umherfliegende dunkle Punkte) Warnzeichen einer Netzhautablösung sein. In diesem Fall sollte eine umgehende augenärztliche Kontrolle und gegebenenfalls Therapie erfolgen.

Eine gefürchtete Komplikation ist die Infektion des inneren Auges durch Bakterien, die sogenannte bakterielle Endophthalmitis. Sie kann sich durch Sehverlust, dumpfe und starke Schmerzen sowie Lichtscheu ankündigen. Auch kann sich ein weißlicher Spiegel in der vorderen Augenkammer bilden, der mit bloßem Auge sichtbar ist. Die Bindehaut rötet sich zudem stark. Bei diesen Zeichen sollten Sie ebenfalls umgehend zur Kontrolle und Therapie zu Ihrem Augenarzt oder Ihrer Augenärztin gehen, da es aggressive Bakterien gibt, die innerhalb von Stunden das innere Auge stark schädigen können.

Durch Traumata auf das Auge (direkte wie auch indirekte Verletzungen) können Implantate wie die Kunstlinse verrutschen und die Sicht verschlechtern. Dies kann auch so weit gehen, dass die Kunstlinse mitsamt dem Kapselsack in den Glaskörperraum verrutscht. Bei einer erneuten Operation kann die Linse dann entweder mit einer Naht fixiert oder durch eine besser zu fixierende Kunstlinse ersetzt werden.

## Wie lange hält die Intraokularlinse?

Die eingesetzte Intraokularlinse kann ein Leben lang halten. Das Material ist inert (reaktionsträge) und löst sich nicht auf. Bei vernähten Linsen (sulkusnahtfixierte Linsen) kann sich allerdings die Naht lockern. Die Folge kann ein Verrutschen oder der Absturz der Linse in den Glaskörperraum sein. In diesem Fall ist eine erneute Naht möglich.

## Kann es nach der Operation zu störenden optischen Phänomenen kommen?

Typische optische Phänomene nach Implantation von multifokalen Linsen sind Halos und Glare-Effekte (Streulichtphänomene). Zudem ist die Sicht in der Dämmerung etwas stärker eingeschränkt. Die verschiedenen Bilder, die die Linse liefert, stellen nämlich das einzelne Bild dunkler dar als gewohnt. Der Kontrast in der Dämmerung kann ebenfalls verringert sein. Bei den EDOF-Linsen, die für die Ferne und den intermediären Bereich optimiert sind, sind diese Einschränkungen weniger stark. Auch monofokale Intraokularlinsen können optische Reflexionen und Blendungen erzeugen, an die man sich aber mit der Zeit gewöhnt. Das neue Sehen erfordert manchmal einige Zeit der Gewöhnung. Aus bestimmten Winkeln können übrigens auch Ihre Gesprächspartner die Reflexe der Intraokularlinsen sehen, wenn sie darauf achten.

## Was ist, wenn die Zielrefraktion nicht erreicht wurde?

Das Nichterreichen der „versprochenen" Zielrefraktion (siehe Frage 54) ist ein häufiges Ärgernis sowohl für Behandelnde als auch für Patientinnen und Patienten und führt gelegentlich auch zu Rechtsstreitigkeiten um Behandlungsfehler. Die richtige Intraokularlinse kann heute mit den hochentwickelten Geräten sehr genau berechnet werden: Bei 70 bis 80 % der Patienten und Patientinnen liegt die erreichte Refraktion nach der Operation im Zielfenster von +/− 0,5 Dioptrien um die geplante Zielrefraktion. Man muss jedoch bedenken, dass es sich beim Auge um ein biologisches System handelt. Deshalb gibt es keine Garantie, dass das besprochene Ergebnis auch tatsächlich so erreicht wird. Bei einer kleinen Abweichung (ca. 0,5 Dioptrien) würde ich nichts weiter machen, da dies im Rahmen der Genauigkeit der Berechnung und auch der Auswahl der Linsentypen liegt. Bei größeren Abweichungen von mehr als 1 Dioptrie gibt es mehrere Möglichkeiten: Man kann entweder die Linse tauschen, was gerade in der Anfangszeit nach der Operation noch einfacher möglich ist, oder man kann mit einer Brille oder Kontaktlinsen die verbleibende Fehlsichtigkeit korrigieren. Als zusätzliche Möglichkeit steht eine Laserung der Hornhaut zur Verfügung ("Bioptics"). Eine genau berechnete Add-on-Linse kann in den *Sulcus ciliaris* vor den Kapselsack eingesetzt werden und den Refraktionsfehler korrigieren. Vor der Operation des zweiten Auges sollte klar sein, wie groß der Unterschied zwischen der Berechnung und dem erreichten Ergebnis des ersten Auges ist. Ist dieser gering, kann die Berechnung der Intraokularlinse des zweiten Auges entsprechend erfolgen. Gibt es aber beim ersten Auge signifikante Abweichungen, muss die Ursache dafür gefunden und gegebenenfalls eine besser zu den Gegebenheiten passende Berechnungsformel angewendet werden.

## Ich bin mit dem Ergebnis der Operation nicht zufrieden. Kann die Linse gegen eine andere ausgetauscht werden?

Der Austausch der Linse ist grundsätzlich möglich. Da die Linse am Anfang noch nicht so fest eingewachsen ist, sollte der Linsentausch möglichst in den ersten eineinhalb Monaten nach der Operation erfolgen, sollte das Ergebnis nicht zufriedenstellend sein oder sollte bei einer torischen Linse die richtige Achse nicht erreicht worden sein. Torische Linsen können bei Achsabweichung nachrotiert werden.

## Kann der graue Star nach einer Operation erneut auftreten?

Der graue Star selbst kann nicht erneut auftreten, da die körpereigene Linse entfernt wurde. Es kann sich allerdings die Linsenkapsel eintrüben – man spricht dann von einem Nachstar (siehe Frage 43). Dieser kann durch einen Lasereingriff schnell behandelt werden, indem die Linsenkapsel eröffnet wird.

## Wie wird der Nachstar behandelt?

Der Nachstar (siehe Frage 43) wird mit dem YAG-Laser behandelt, indem die getrübte hintere Linsenkapsel eröffnet wird, wodurch die Sehachse wieder frei wird. Dies geschieht ambulant an einer speziellen Laserspaltlampe. Gegebenenfalls wird dabei ein kleines Glas auf das betäubte Auge gesetzt, um dieses zu stabilisieren. Es gibt verschiedene Techniken, den Nachstar zu lasern: Man kann zentral eine Öffnung in O-Form herstellen und das ausgeschnittene Stückchen Kapsel mit ein paar Laserschüssen in den Glaskörperraum befördern, wo es dann im Laufe der Zeit absinkt. Dies hat den Nachteil, dass ein Stück Linsenkapsel frei flottiert und als Trübung oder fliegende Mücke (Mouche volante) wahrgenommen werden kann. Eine weitere Technik ist, kreuzförmig die Linsenkapsel zu eröffnen, sodass am Ende eine offene Raute ohne freie Linsenkapselstücke im Glaskörperraum verbleibt. Nach der Operation erhalten Sie für ein paar Tage entzündungshemmende Augentropfen. Sie sollten den Augeninnendruck am nächsten Tag kontrollieren lassen. Darüber hinaus kann der Nachstar auch chirurgisch entfernt werden.

## Welche Komplikationen können bei der Operation des grauen Stars auftreten?

Die Operation des grauen Stars ist ein sehr sicheres Verfahren. Trotzdem können Komplikationen auftreten. Dies können vorübergehende Steigerungen des Augeninnendrucks sein, die sich gut mit Augentropfen beherrschen lassen. Auch kann die Hornhaut leicht verletzt werden, sodass eine *Erosio corneae* auftritt, die für ein paar Tage schmerzt und ein unangenehmes Fremdkörpergefühl verursacht. Dagegen helfen Salben. Leichtes Fremdkörpergefühl und Lichtempfindlichkeit sind in den ersten Tagen häufig. Trockene Augen und diesbezügliche Beschwerden können sich durch eine Operation des grauen Stars verschlimmern oder erstmalig auftreten. Blutungen in das Auge sind selten, können aber bei Verletzung von Strukturen der Iris auftreten (siehe Frage 94). Das Blut löst sich aber von selbst wieder auf. Eine gefürchtete Komplikation ist die Netzhautablösung. Wenn Sie die Warnzeichen bemerken (siehe Frage 120), sollten Sie sich zügig zur Diagnosesicherung und Therapie augenärztlich vorstellen. Kleine Netzhautdefekte können mit dem Laser abgeriegelt und versorgt werden. Größere Defekte und Ablösungen bedürfen einer operativen Therapie, oft mit einer Glaskörperentfernung (Vitrektomie). Durch den Reiz der Operation kann es zu einem Ödem der Makula kommen (zystoides Makulaödem, Irvine-Gass-Syndrom; siehe Frage 117). In diesem Fall helfen entzündungshemmende Augentropfen und Spritzen von Cortison neben das Auge. Durch Verschleppung von Keimen in das Auge kann es zu einer Infektion, der sog. Endophthalmitis, kommen.

## Was ist das Irvine-Gass-Syndrom?

Kommt es nach der Operation des grauen Stars im Verlauf zu einer Verringerung der Sehschärfe mit begleitendem Ödem der zentralen Netzhaut (zystoides Makulaödem), spricht man von einem Irvine-Gass-Syndrom. Dieses kann mit der OCT-Diagnostik (siehe Frage 31) nachgewiesen werden. Die Therapie besteht aus der Gabe von antientzündlichen Augentropfen sowie gegebenenfalls der Einnahme von oder der Umspritzung des Auges mit Cortison. Auch eine Cortisonspritze in das Auge ist grundsätzlich möglich. Risikofaktoren des Irvine-Gass-Syndroms können Diabetes, Vorerkrankungen wie Entzündungen des Auges (Uveitis), schwierige Operationsbedingungen und die Anwendung bestimmter Augentropfen gegen den grünen Star (Prostaglandin-Analoga) sein. Die Therapie kann manchmal langwierig sein, das Krankheitsbild bildet sich aber in der Regel zurück.

## Welche Hornhautkomplikationen können nach der Operation auftreten?

Es kann zu einer sogenannten Dekompensation der Hornhaut (siehe Frage 27) kommen. Dabei sind die Endothelzellen nicht mehr in der Lage, das eingedrungene Wasser aus der Hornhaut zu pumpen, die dann aufquillt. Es bildet sich ein Epithelödem. Leichtere Reizungen der Hornhaut können sich in Quellungen und Falten der inneren Schicht (Descemet) äußern. In diesem Fall hilft oft abzuwarten. Bei schweren Hornhautdekompensationen kann jedoch der Austausch der Hornhaut oder eines Teiles davon gegen ein Spendergewebe erforderlich sein.

## Was tun, wenn meine Hornhaut nach der Operation anschwillt?

Die Therapie einer dekompensierten Hornhaut (siehe Frage 27) nach der Operation kann aus der Gabe von Salzwassertropfen bestehen, die die eingedrungene Flüssigkeit herausziehen (hyperosmolare Lösungen), und lokalen Cortison-Augentropfen. Besteht die Hornhautdekompensation fort, kann eine Transplantation der innersten Schicht der Hornhaut erfolgen, sodass ausreichend Endothelzellen von einem Spender die Pumpfunktion übernehmen und die Hornhaut wieder klar wird. Das Verfahren heißt DMEK (Descemet Membrane Endothelial Keratoplasty).

## Wie gefährlich ist es, wenn sich nach einer Operation des grauen Stars die Netzhaut ablöst?

Nach der Operation des grauen Stars kann es zu einer Netzhautablösung oder zur Bildung von Netzhautlöchern kommen. Das Risiko ist insbesondere dann erhöht, wenn es einen hinteren Kapseldefekt gab, da dann Glaskörper nach vorn treten kann. Auch ist in diesem Fall das Risiko für zystoide Makulaödeme erhöht. Die Warnzeichen einer Netzhautablösung sind das Sehen von Blitzen, Schatten oder Vorhängen und das Auftreten von tausenden kleiner dunkler Partikel, die im Auge herumschwirren (Rußregen). Bemerken Sie diese Symptome, sollten Sie sich umgehend augenärztlich kontrollieren lassen, da die Netzhautablösung einen augenärztlichen Notfall darstellt, der zeitnah operiert werden sollte. In einem solchen Fall wird in der Regel der Glaskörper entfernt (Vitrektomie), und die Netzhautdefekte werden mit einem Laser abgeriegelt, indem die Netzhaut mit ihrer Unterlage verschweißt wird. Um eine Netzhautablösung rechtzeitig zu erkennen, sollte im postoperativen Verlauf die Netzhaut engmaschig kontrolliert werden.

## Haben junge und kurzsichtige Menschen ein größeres Risiko für Netzhautablösungen nach der Operation des grauen Stars?

Bei jungen Menschen liegt der Glaskörper der Netzhaut noch eng an und ist in der Regel noch nicht deutlich abgehoben. Mit der Zeit macht der Glaskörper eine Degeneration durch: Er löst sich hinten von den Anheftungsstellen an der Netzhaut (Sehnervenkopf und Peripherie der Netzhaut) langsam ab. Dieser Prozess kann mit Blit-

zen im Auge und der Zunahme von Glaskörpertrübungen („fliegende Mücken", auf Französisch Mouches volantes) einhergehen.
Entfernt man nun die Linse bei jungen Menschen, bei denen der
Glaskörper noch eng der Netzhaut anliegt, kann es sein, dass durch
die Operation und die neuen Platzverhältnisse im Auge (die Kunst-
linse ist viel dünner als die natürliche Linse) eine hintere Glas-
körperabhebung eingeläutet wird. Dabei können Löcher in der
Netzhaut entstehen, die zu einer Netzhautablösung führen können.
Ähnlich verhält es sich bei Menschen mit starker Kurzsichtigkeit.
Bei ihnen weist die Netzhaut unter Umständen bereits degenerative
Bereiche auf, und die Glaskörperabhebung tritt frühzeitiger auf.
Die Entscheidung zur Operation des grauen Stars sollte daher nie
leichtfertig getroffen werden, sondern stets unter Abwägung von
Chancen und Nutzen. Auch wenn der Eingriff mittlerweile als sehr
risikoarm gilt, bin ich grundsätzlich dafür, zwischen Lifestyle-
Gründen (die Lesebrille stört, bei klarer Linse soll die Kurzsichtigkeit entfallen) und relevanten medizinischen Indikationen wie
starker Störung des Sehvermögens durch den grauen Star zu unterscheiden.

## Mein Auge rötet sich nach der Operation sehr stark und schmerzt. Ist das gefährlich?

Eine gefürchtete Komplikation ist die Infektion des Augeninneren,
die sogenannte Endophthalmitis, bei der Bakterien durch die Operation in den Glaskörperraum des Auges verschleppt werden und
dort zu einer eitrigen Entzündung führen. Innerhalb von Stunden
können sie das Auge so stark schädigen, dass eine Erblindung die
Folge ist. Erste Warnzeichen sind starke, dumpfe Schmerzen, Rötungen, starke Lichtscheu, Sehverlust und gegebenenfalls weißliche Beläge auf der Hornhaut oder in der unteren Vorderkammer
(Hypopyon). Sollten bei Ihnen derartige Symptome nach einer Augenoperation auftreten, sollten Sie sich umgehend notfallmäßig

augenärztlich vorstellen, damit bei Vorliegen einer Infektion eine zeitnahe antibiotische und gegebenenfalls operative Therapie eingeleitet werden kann: Es werden Spritzen in das Auge gegeben; gegebenenfalls ist eine Glaskörperentfernung mit Spülung des Auges und eventuell sogar eine Entfernung der implantierten Kunstlinse erforderlich. Gottseidank ist diese Komplikation selten, aber die Warnzeichen müssen Sie kennen.

## Kann man einer Endophthalmitis vorbeugen?

Man kann während der Operation des grauen Stars ein Antibiotikum in die vordere Augenkammer geben und damit möglicherweise eingedrungene Keime bekämpfen. Oft wird dazu Cefuroxim verwendet, das zu den Cephalosporinen gehört. Bei Cefuroxim gibt es aber Kreuzallergien zu Penicillin. Daher sollte Ihre Ärztin bzw. Ihr Arzt über Ihre Allergien Bescheid wissen, um abschätzen zu können, ob die Prophylaxe bei Ihnen durchgeführt werden kann. Es kann aber auch sein, dass Ihnen nach der Operation für einen gewissen Zeitraum antibiotische Augentropfen verschrieben werden. Achten Sie auch unbedingt auf die Warnzeichen der Endophthalmitis wie dumpfe Schmerzen, starke Lichtempfindlichkeit, Sehverlust und gegebenenfalls weißliche Beläge auf der Hornhaut oder in der unteren Vorderkammer (Hypopyon). In diesem Fall suchen Sie bitte umgehend eine Augenklinik oder Ihre Ärztin bzw. Ihren Arzt auf. Das Auge kann sonst binnen Stunden erheblich geschädigt werden.

## Was ist eine Late-Onset-Endophthalmitis?

Es gibt Bakterien, die zwar krankheitserregend, aber wenig aktiv sind. Sie können sich in bestimmten Strukturen und Zellen (Makrophagen) nach der Operation festsetzen und für einige Zeit Ruhe geben. Wird ein Reiz wie eine Nachstarlaserung ausgeübt, kann es zu einer Aktivierung der Bakterien kommen; diese können dann eine Endophthalmitis auslösen. Man spricht wegen der Verzögerung nach der Operation von einer Late-Onset-Endophthalmitis (Endophthalmitis mit verzögertem Beginn).

## 125 Welche Folgen kann ein Riss der hinteren Kapsel mit Glaskörperprolaps während der Operation haben?

Eine hintere Kapselruptur (siehe Frage 92) macht Komplikationen wie Entzündungen, Makulaödeme und Reizzustände sowie Netzhautkomplikationen etwas wahrscheinlicher. Es kann auch sein, dass während der Operation bei instabiler Kapsel der Linsenkern oder Fragmente des Kernes in den Glaskörperraum fallen. Meist wird dann das Auge aphak (also ohne Implantation einer Kunstlinse) gelassen, und die Kernfragmente werden über eine Operation im hinteren Auge (Vitrektomie) entfernt. In einem zweiten Eingriff nach ein paar Wochen Erholungszeit kann dann eine Kunstlinse in das Auge eingesetzt werden. Diese wird oft vernäht. Ihre Ärztin oder Ihr Arzt werden Sie darüber aufklären, sollte es bei Ihnen zu dieser Komplikation gekommen sein.

## 126 Was ist eine anteriore Kapselfibrose und was kann man dagegen tun?

Die vordere Linsenkapsel kann im Laufe der Zeit schrumpfen und sich eintrüben. Dies kann, wenn es die Sichtachse betrifft, zu einer Sehstörung führen. Mit dem gleichen Laser wie bei der Nachstarlaserung (YAG-Laser) kann die Kapsel eingeschnitten werden. Dadurch wird wieder mehr Platz geschaffen, damit die Sehachse frei wird. Reicht das nicht aus, kann die Verengung operativ beseitigt werden.

## Was versteht man unter einem zystoiden Makulaödem und wie wird es behandelt?

Dabei handelt es sich um eine Flüssigkeitsansammlung im Bereich der zentralen Netzhaut. Diese kann durch Entzündungen oder Reizzustände nach Operationen entstehen (Irvine-Gass-Syndrom; siehe Frage 117). Ein solches Makulaödem kann mit der OCT-Diagnostik (siehe Frage 31) nachgewiesen werden. Die Thrapie besteht aus der Gabe von antientzündlichen Augentropfen und gegebenenfalls der Einnahme von oder der Umspritzung des Auges mit Cortison. Risikofaktoren des Irvine-Gass-Syndroms können Diabetes, Vorerkrankungen wie Entzündungen des Auges (Uveitis), schwierige Operationsbedingungen und die Anwendung bestimmter Augentropfen gegen den grünen Star (Prostaglandin-Analoga) sein. Die Therapie kann manchmal langwierig sein, das Krankheitsbild bildet sich aber in der Regel zurück.

## Welche Faktoren erhöhen das Risikoprofil bei einer Kataraktoperation?

Chronische Erkrankungen wie Diabetes, Immunschwäche oder Hauterkrankungen wie atopische Dermatitis können das Risiko für Infektionen nach der Operation des grauen Stars erhöhen. Auch sind Vorerkrankungen des Auges wie zum Beispiel erlittene Netzhautablösungen oder multiple Glaukomoperationen Faktoren, die das Risiko für Komplikationen erhöhen können. Zudem kann die Einnahme bestimmter Medikamente (siehe Frage 81) das Risikoprofil erhöhen. Geben Sie bitte alle Faktoren an, die bei Ihnen eine Rolle spielen könnten, damit das optimale Verfahren und die optimalen Termine für die Nachkontrollen für Sie geplant werden können.

## Ich wurde am Auge operiert. Wann darf ich wieder schwimmen gehen?

Mindestens zwei Wochen nach der Operation des grauen Stars sollte auf Sauna und Schwimmen verzichtet werden. Auch sollten Tätigkeiten in schmutziger Umgebung (Gartenarbeit) für mindestens diese Zeit vermieden werden. Sollte noch eine Entzündung bestehen oder auch eine kräftige Rötung, sollten Sie noch abwarten. Ihre Augenärztin oder Ihr Augenarzt wird mit Ihnen die für Sie maßgeblichen Verhaltensregeln besprechen, da diese je nach Verfahren unterschiedlich sein können.

## Und wie ist es mit Duschen?

Duschen ist eher wieder möglich als Schwimmen oder der Saunagang. Eine Woche sollte aber mindestens pausiert werden. Das Wasser sollte nicht in das Gesicht gelangen und möglichst nach hinten über die Haare ablaufen. Ihre Augenärztin oder Ihr Augenarzt nennt Ihnen dazu die maßgeblichen Verhaltensregeln, je nachdem, welches Verfahren bei Ihnen angewendet wurde.

## Wie lange sollte ich nach der Operation des grauen Stars nicht arbeiten?

Aufgrund des Reizes und der Gewöhnung an die neue Linse kann es sein, dass Bildschirmarbeit Ihnen in den ersten Tagen noch schwerfällt. Je nachdem, was Sie beruflich machen, können leichte Tätigkeiten in sauberer Umgebung schon nach zwei bis drei Tagen wieder aufgenommen werden. Dagegen erfordern körperlich anstrengende Tätigkeiten in verschmutztem Umfeld durchaus eine Woche Karenz, auch, um eine Wundinfektion nicht zu forcieren.

## Wie lange darf ich nach der Operation des grauen Stars nicht Auto fahren?

Nach der Operation werden Sie zu Nachkontrollen bei Ihrer Augenärztin bzw. Ihrem Augenarzt einbestellt werden. Dort werden Sehschärfe und Befund kontrolliert. Anfänglich besteht nach der Operation noch ein Reiz, sodass ich zu etwas Geduld raten würde, bis Sie sich wieder hinter das Steuer setzen können. In der Regel ist es nach einigen Tagen bis einer Woche wieder möglich, Auto zu fahren – nach Freigabe durch Ihre Ärztin oder Ihren Arzt!

## Was sollte ich in den Wochen nach einer Augenoperation noch beachten?

Versuchen Sie, möglichst wenig am Auge zu reiben, und wenden Sie Ihre verordneten Augentropfen gewissenhaft an. Auch sind nach der Behandlung Nachkontrollen erforderlich, um auftretende Komplikationen rechtzeitig zu entdecken. Es ist sehr ärgerlich, wenn eine Komplikation zu spät entdeckt wird, die man durch rechtzeitiges Eingreifen hätte verhindern können.

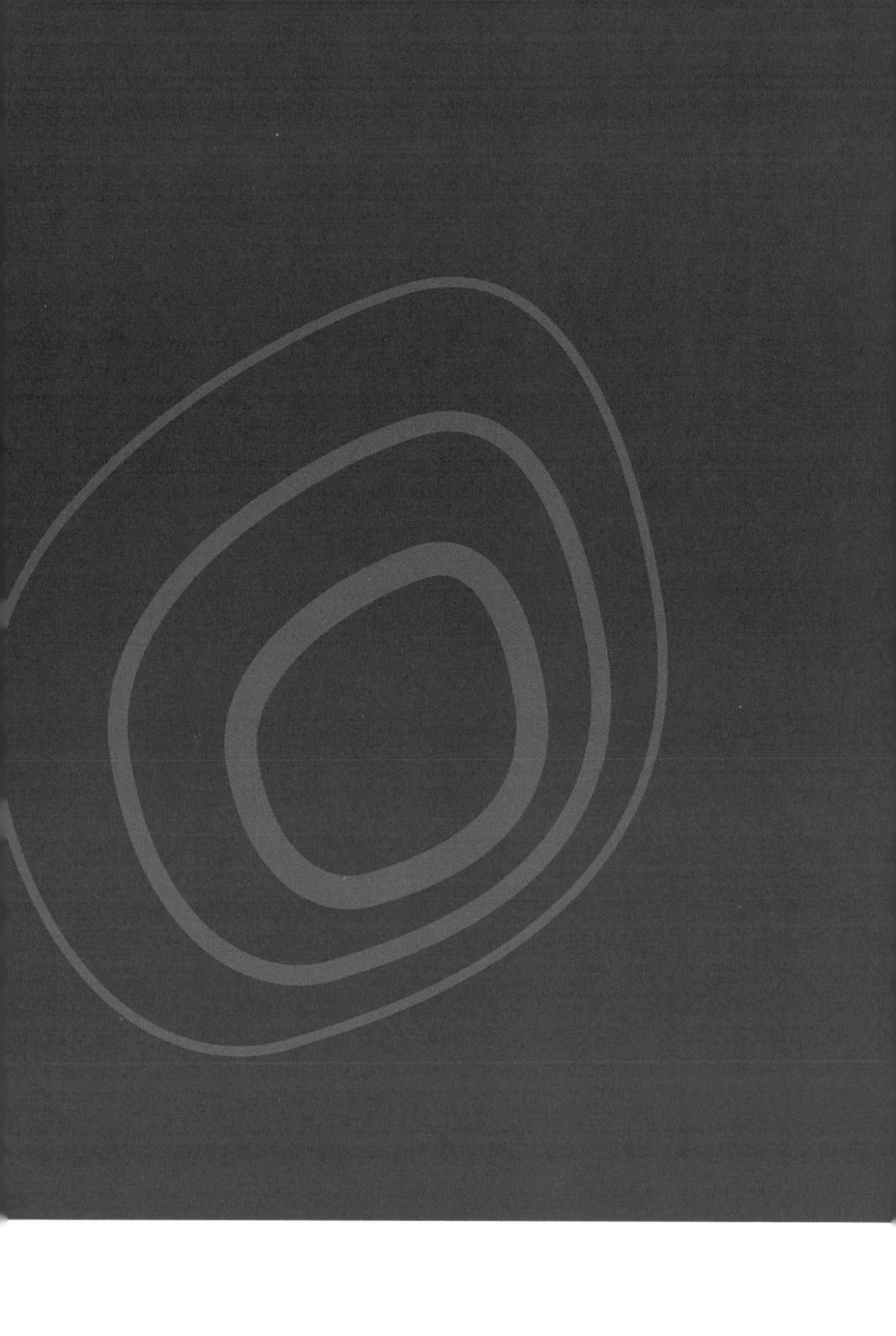

# GRAUER STAR: LEBEN MIT UND OHNE KUNSTLINSE

## Ist es wichtig, meine Augentropfen regelmäßig einzunehmen?

Sie sollten die verordneten Intervalle einhalten, da die Wirkung und die Wirkdauer der verschiedenen Wirkstoffe unterschiedlich sind und nur so eine kontinuierliche Wirkung gewährleistet ist. In der Regel werden zwei bis drei unterschiedliche Wirkstoffe gegeben, die in Kombinationspräparaten vereint sein können. Zum einen wird ein nicht steroidales Antiphlogistikum (NSAR, Entzündungshemmer) als Augentropfen gegeben, um Makulaödemen vorzubeugen und Entzündungen durch den Operationsreiz zu lindern. Sollten Sie eine Allergie gegen NSAR haben (zum Beispiel gegen Ibuprofen oder Diclofenac), sollten Sie das unbedingt Ihrer Ärztin oder Ihrem Arzt mitteilen. Zum anderen werden steroidale Antiphlogistika (Cortison) als Augentropfen gegeben, um die Entzündung und den Reiz der Augenoberfläche und in der vorderen Augenkammer durch die Operation schnell und sicher zu lindern. Gelegentlich wird zusätzlich ein Antibiotikum als Augentropfen gegeben, um einer Infektion vorzubeugen. Die Standards sind dabei unterschiedlich und können variieren. Erhalten Sie kein Antibiotikum als Augentropfen, hat man vermutlich während der Operation eine antibiotische Prophylaxe mit in die vordere Augenkammer gespritzt. Sollten Sie eine Gabe der Augentropfen einmal vergessen haben, verfahren Sie bitte weiter, wie von Ihrer Ärztin oder Ihrem Arzt verordnet.

## Ich vertrage meine Augentropfen nicht – was kann ich tun?

Postoperativ werden die Augentropfen beim grauen Star oft für zwei bis drei Wochen verabreicht. Die Augentropfenunverträglichkeit ist leider ein sehr häufiges Problem, für das es keine Patentlösung gibt. Es sollte nach der Art der Unverträglichkeit unterschieden werden: Allergien gegen die Wirkstoffe können vorkommen

## Ein wertvoller Tipp

Die Augentropfen werden mit dem Tränenfilm über den Tränen-Nasen-Gang durch die Nasenschleimhaut resorbiert (aufgenommen) und wirken dann auch systemisch im ganzen Körper. Dies kann minimiert werden, wenn Sie nach der Gabe der Augentropfen mit beiden Zeigefingern den inneren Augenwinkel für einige Minuten zusammendrücken. So wird weniger Wirkstoff in den Tränen-Nasen-Gang geleitet und über die Nasenschleimhaut aufgenommen – die Wirkung der Augentropfen bleibt damit auf ihr eigentliches Ziel, die Augen, beschränkt.

und äußern sich oft als chronische Kontaktallergie mit vergröberter Lidhaut, Schuppungen und kleinen Rissen an der Lidkante. In der akuten Phase kommt es zu Rötung, Schwellungen, Bläschenbildung und Fremdkörpergefühl oder Juckreiz am Auge. Beinhalten die aktuellen Augentropfen Konservierungsmittel, sollte auf eine Alternative ohne Konservierungsmittel umgestellt werden. Das gilt besonders, wenn zusätzlich ein trockenes Auge besteht, da Konservierungsmittel dieses Krankheitsbild verschlimmern können. Häufiger als eine manifeste Kontaktallergie ist die scheinbare Unverträglichkeit von Augentropfen: Rötung, Brennen und zeitweiliges Fremdkörpergefühl treten relativ häufig auf, aber die Symptome können sich im Laufe der Zeit bessern. Oft hilft es schon, das Auge einige Minuten vor der Gabe der Augentropfen mit einem Tropfen eines pflegenden Tränenersatzmittels vorzubereiten. Auch empfehlen wir eine gute Lidkantenhygiene mit Wärme und Massagen, um zur Stabilisierung des Tränenfilms den Fluss der Lipide aus den Lidkantendrüsen zu verbessern.

## Was ist, wenn ich zusätzlich auch Augentropfen gegen zu hohen Augeninnendruck nehmen muss?

Haben Sie begleitend zu den postoperativ anzuwendenden Augentropfen andere Augentropfen, wie zum Beispiel zur Therapie des grünen Stars, die Sie nach der Operation des grauen Stars nicht mehr vertragen, kann eine Laserbehandlung oder ein glaukomchirurgischer Eingriff Erfolg bringen. Eine Augentropfenfreiheit kann jedoch auch damit nicht garantiert werden. Bitte setzen Sie Ihre Augentropfen nicht eigenmächtig ab, sondern informieren Sie bei Problemen Ihre Ärztin oder Ihren Arzt. Ein Glaukom kann bei unzureichender Einstellung des Augeninnendrucks nämlich unbemerkt voranschreiten, auch wenn Sie sich ohne Augentropfen besser fühlen als mit.

## Mir wurden mehrere Augentropfen verordnet. Wie lange sollte ich zwischen den Gaben warten?

Zwischen zwei verschiedenen Augentropfen sollten Sie etwa zehn Minuten warten. Danach können Sie gerne den zweiten Tropfen geben. Wenn es schnell gehen muss, sollte ein Abstand von fünf Minuten zwischen zwei Tropfen aber nicht unterschritten werden.

## Ich bin mir nicht sicher, ob der Tropfen sicher im Auge gelandet ist. Sollte ich nachtropfen?

Ich würde in diesem Falle zu einem Nachtropfen raten. Das Auge kann nur eine begrenzte Menge an Flüssigkeit aufnehmen, die in etwa der eines Tropfens entspricht. Wenn Sie sich nicht sicher sind, überwiegen aus meiner Sicht die Vorteile des Nachtropfens, da entweder der Tropfen dann sicher im Auge landet oder aber der letzte Wirkstoff herausgespült wird. Auf jeden Fall sind Sie damit auf der sicheren Seite. Die kontinuierliche Tränenproduktion sorgt dafür, dass der Augentropfen etwa fünf Minuten im Auge verbleibt. Wenn

Sie anfangs große Probleme beim Tropfen haben, können Sie sich auf das Bett legen und den Tropfen bei zur Seite gedrehtem Kopf an den inneren Lidwinkel geben. Drehen Sie den Kopf zur Mitte, läuft der Tropfen seicht in das Auge. Sie können die Tropfengabe auch mit Tränenersatzmitteln üben, die Sie im Kühlschrank aufbewahrt haben. Durch die Kälte spüren Sie, ob Sie in Ihr Auge getroffen haben. Darüber hinaus gibt es in der Apotheke Tropfhilfen, wenn Sie nicht mehr so fingerfertig mit den kleinen Fläschchen umgehen können oder an Rheuma in den Fingern leiden. Es ist sehr wichtig, dass die Tropfen sicher im Auge landen.

## 139 Ich habe versehentlich zu viel getropft. Ist das schlimm?

Passiert dies einmalig, ist das nicht dramatisch. Das Auge kann nur eine bestimmte Menge an Augentropfen aufnehmen, der Rest läuft heraus. Dies entspricht in etwa der Tropfmenge einer Applikation, Sie spülen also zu viel getropften Wirkstoff wieder heraus. Folgen Sie anschließend weiterhin der Verordnung.

## 140 Was passiert, wenn sich meine Brillenwerte nach Operation des grauen Stars im Laufe des Lebens ändern?

In diesem Fall kann eine Gleitsichtbrille verändert bzw. angepasst werden. Es besteht zwar auch die Möglichkeit, die Intraokularlinse zu tauschen (vor allem in der Frühphase nach der Operation) oder eine zweite in das Auge zu setzen. Jedoch sollten die Chancen und Risiken jeweils genau abgewogen werden. Auch sollte die Ursache der Änderung der Brillenwerte genau diagnostiziert sein, da zum Beispiel bestimmte Hornhauterkrankungen auch weiter voranschreiten können und Intraokularlinsen auch nicht beliebig getauscht werden können bzw. sollten. In dem Fall sollte die Korrektur mit einer Brille erfolgen.

# Postoperative Augentropfentherapie

Jede Operation am und im Auge ist für das Gewebe ein Reiz und löst eine Entzündungsreaktion aus. Entzündungen im und am Auge können zu Rötungen und verstärktem Tränenfluss führen, aber auch Komplikationen im Auge wie vermehrten Zellreiz in der vorderen Augenkammer und ein Makulaödem (Irvine-Gass-Syndrom) auslösen. Um die Risiken von Entzündungen und Infektionen zu reduzieren, erhalten Sie vor bzw. nach der Operation des grauen Stars in der Regel eine bestimmte Therapie. Die Therapiestandards können sich durchaus unterscheiden und werden auf Ihre spezielle Situation abgestimmt.

## Antibiotische Prophylaxe

Zur Vermeidung von Infektionen kann bereits während der Operation ein Antibiotikum (Cefuroxim) in die vordere Augenkammer gegeben werden, das in der Regel gut verträglich ist. Die antibiotische Prophylaxe kann auch als Augentropfen verabreicht werden. Dazu gibt es verschiedene Standards, die angewendet werden. Einige beginnen bereits vor der Operation mit einer Antibiotikaprophylaxe. Postoperativ kann eine Antibiotikaprophylaxe mit Augentropfen durchgeführt werden, vor allem, wenn intraoperativ keine Prophylaxe erfolgt ist.

## Entzündungsprophylaxe

Zur Reduktion von Entzündung und Reiz wird nach der Operation des grauen Stars oft ein Cortison-haltiges Präparat als Augentropfen gegeben. Dabei sollte der Augeninnendruck kontrolliert werden, da diese Präparate bei einigen Menschen zu einem Augendruckanstieg führen können. Zudem wird oft ein weiteres

Medikament gegeben, das entzündungshemmend und wie Ibuprofen oder Diclofenac wirkt (zum Beispiel Keterolac oder Flurbiprofen). Es wirkt ebenfalls gegen Entzündungen und kann vor einem Makulaödem (Irvine-Gass-Syndrom) schützen.

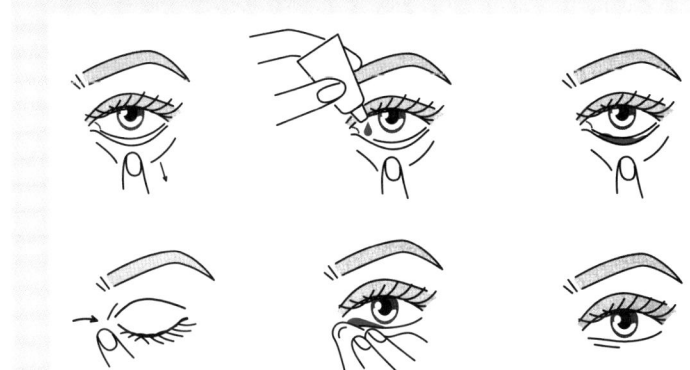

Darüber hinaus kann die Anwendung von künstlichen Tränen für eine gewisse Zeit nach der Operation erforderlich sein. Augentropfen mit Medikamenten müssen wirklich das Auge treffen, sonst wirken sie nicht. Da sie Nebenwirkungen im Körper haben können, empfiehlt es sich, den Tränen-Nasen-Gang für einige Minuten nach der Anwendung abzudrücken.

## Gibt es heute noch Starbrillen?

Infolge der erheblichen Fortschritte in der Berechnung, Implantation und Fertigung der Intraokularlinsen sind Starbrillen in unseren Breiten heutzutage extrem selten geworden. Sie sind dafür gedacht, eine bestimmte Zeit ohne Linse zu überbrücken, zum Beispiel, wenn in der Operation eine Kunstlinse noch nicht implantiert werden konnte, da es Komplikationen gab. Darüber hinaus vergrößern Starbrillen das Bild, was zu ungewohnten Eindrücken führen kann. Bei Babys, die an einem angeborenen grauen Star leiden, wird zunächst das Auge nach Entfernung der getrübten Linse linsenlos (aphak) belassen. Damit die Sehentwicklung trotzdem weiter voranschreiten kann, können für eine bestimmte Zeit bis zur Implantation einer Intraokularlinse Kontaktlinsen oder bei Unverträglichkeiten bzw. Problemen auch kindgerechte Starbrillen getragen werden.

## Gibt es historisch interessante Fakten zur Intraokularlinse?

Der Engländer Sir Nicholas Harold Lloyd Ridley (1906 bis 2001) implantierte im Jahre 1949 die erste künstliche Intraokularlinse aus Acrylplexiglas. Dem waren Beobachtungen von Sir Ridley vorausgegangen, dass Piloten, die Splitter aus zerschossenem Cockpit-Fenster (die aus Acrylglas bestanden) in die Augen bekommen hatten, keine starke Entzündungsreaktion und Fremdkörperabstoßung erlitten. Er folgerte daraus, dass Acryl gut verträglich ist, und begründete damit die Implantation von Intraokularlinsen.

## Was passiert, wenn meine Intraokularlinse verrutscht?

Durch Traumata wie Schläge auf das Auge und Stürze, aber auch durch Entzündungen und Erkrankungen, die den Halteapparat des Kapselsacks schädigen (zum Beispiel PEX-Glaukom), kann es dazu kommen, dass die Intraokularlinse mit ihrem Kapselsack im Auge verrutscht. Das erkennen Sie daran, dass das Bild unscharf wird, Sie zwei verschiedene Bilder sehen oder ein Wechsel zwischen unscharfen und scharfen Bildern stattfindet, je nachdem, welche Position Sie einnehmen. Man unterscheidet dabei zwischen der Subluxation (Verrutschen) und der Luxation (die Linse mit Kapsel-sack rutscht in den Glaskörperraum). Sollten Sie diese Symptome bemerken, stellen Sie sich bitte bei Ihrer Augenärztin oder Ihrem Augenarzt vor, damit die Diagnose gesichert werden kann. Je nach-dem, welches Linsenmodell in Ihrem Auge implantiert wurde, kann dieses gegebenenfalls mit einer Naht wieder befestigt werden (dreistückige Linsen). Ist das nicht möglich, wird für Sie eine neue Linse berechnet, die dann eingenäht werden kann. Bringen Sie dazu Ihre Dokumente (Linsenpass) mit. Denn es kann durchaus sein, dass die Implantation einer eingenähten Linse nicht durch die Praxis erfolgen kann, die Ihre Intraokularlinse eingesetzt hat, da dafür spezielle Instrumente erforderlich sind. Auch sollten Sie vor dem Eingriff darüber sprechen, welches Ihre Wünsche bezüglich des Sehvermögens waren und auf welche Sehstärke (Zielrefrak-tion) das Auge eingestellt wurde. Auch eine eingenähte Linse (sul-kusnahtfixierte Linse) kann wieder verrutschen, wenn die Nähte sich nach Jahren lösen. In diesem Fall kann eine neue Naht gesetzt werden.

## Kann man gegen Intraokularlinsen allergisch sein?

Nein. Die verwendeten Materialien der modernen Intraokularlin-sen (Acryl-, Silikon- und Plexiglaskunststoffe; PMMA) sind sehr gut verträglich und nahezu inert (reaktionsträge). Eine Allergie ge-gen diese Materialien ist extrem unwahrscheinlich. In der Regel sind Entzündungen des inneren Auges direkt nach der Operation auf den Reiz der Operation oder die verwendeten Hilfsstoffe wie Antibiotika und Schutzgele zurückzuführen oder auch auf Kon-servierungsmittel in Betäubungsmitteln. Reizungen des äußeren

Auges können ebenfalls durch den Operationsreiz, durch Unverträglichkeiten gegen Augentropfen (Konservierungsmittel!) und durch Störungen der Tränenfilmbenetzung verursacht sein.

## Ich sehe seit der Operation des grauen Stars Doppelbilder. Woher kommt das?

In diesem Fall muss man unterscheiden, ob es sich um Doppelbilder auf einem Auge oder auf beiden Augen handelt. Doppelbilder, die auch bei Sicht mit dem betroffenen Auge wahrgenommen werden, sind oft durch Hornhautverkrümmungen, den sogenannten Keratokonus, Linsenfehler oder Fehler in der Abbildung bedingt. Auch bestimmte Erkrankungen der Netzhaut können eine sogenannte monokulare Diplopie verursachen. Hornhautnarben, Tränenfilmstörungen wie auch verrutschte Kontaktlinsen sind weitere mögliche Ursachen für monokulare Diplopie. Beidäugige Doppelbilder, die sogenannte binokulare Diplopie, tritt dagegen auf, wenn das Zusammenspiel der Augen gestört ist. Dabei können Schielerkrankungen, neurologische Erkrankungen, Müdigkeit und viele andere Ursachen eine Rolle spielen. Diese sollten sehr zeitnah abgeklärt werden, da auch Durchblutungsstörungen durch Diplopie auffallen können.

## Was ist eine Anisometropie und wie wirkt sie sich bei mir aus?

Unter einer Anisometropie versteht man das Vorhandensein von unterschiedlichen Refraktionswerten (Brillenwerten) der beiden Augen, in der Regel ab einem Unterschied von 2 Dioptrien. Eine große Anisometropie kann nur bedingt durch eine Brille ausgeglichen werden, da sonst optische Probleme auftreten (wie die Aniseikonie; siehe Frage 147). Gegebenenfalls kann die Anisometropie mit Kontaktlinsen korrigiert werden. Relevant wird diese

Problematik, wenn man vor der Operation des grauen Stars beidseits recht hohe Brillenwerte hatte, wie zum Beispiel −7 Dioptrien. Wird dann ein Auge durch Entfernung der eigenen Linse und Implantation einer Kunstlinse auf −2 Dioptrien operiert, verbleibt ein Unterschied von −5 Dioptrien zwischen den Augen. In diesem Fall sollte das zweite Auge dann im Verlauf ebenfalls operiert werden, damit keine störenden optischen Effekte auftreten und das Stereosehen in der Nähe erhalten bleibt. Über diese Notwendigkeit sollte vor der Operation gesprochen werden, denn es kann ja sein, dass die Operation bei einem jungen Menschen aus medizinischen Gründen nur ein Auge betrifft, da die Linse zum Beispiel durch einen Unfall geschädigt wurde. Dann kann durch das Tragen einer Kontaktlinse der Unterschied ausgeglichen werden, um eine Clear Lens Extraction (siehe Frage 96) des anderen, gesunden Auges nur aufgrund des Refraktionsunterschieds zu vermeiden.

## 147 Was ist eine Aniseikonie und verursacht sie Beschwerden?

Bei der Aniseikonie werden Gegenstände mit beiden Augen unterschiedlich groß wahrgenommen. Deutlich unterschiedliche Brillenwerte (Anisometropie; siehe Frage 146) können eine Aniseikonie verursachen. Dies kann Kopfschmerzen, Schwindel und ein ungenügendes Stereosehen in der Nähe zur Folge haben, da die Bilder nicht mehr ausreichend zur Übereinstimmung gebracht werden können. Bestanden vor der Operation des grauen Stars sehr hohe Brillenwerte, kann durch die Operation zunächst eines Auges eine Anisometropie und damit eine Aniseikonie ausgelöst werden. Der Zustand kann mithilfe einer Brille (falls möglich), mit Kontaktlinsen oder mittels Operation des zweiten Auges behoben werden.

## Ich bin sehr blendungsempfindlich, was kann ich dagegen tun?

Die Blendungsempfindlichkeit kann ein Symptom des grauen Stars sein. Besonders Trübungen der hinteren Rinde können zu erheblichen Blendungen führen. Ist die getrübte Linse das Problem, kann eine Operation des grauen Stars Abhilfe schaffen. Aber auch andere Erkrankungen können zu Blendempfindlichkeit führen: Patientinnen und Patienten mit fortgeschrittenem Glaukom und dabei auftretender Optikusatrophie berichten oft von einer vermehrten Blendungsempfindlichkeit. Darüber hinaus ist die altersbedingte Makuladegeneration eine Ursache von erhöhter Blendung. Ihre Augenärztin oder Ihr Augenarzt kann die Ursache feststellen und mit Ihnen die Therapie besprechen. In manchen Fällen besteht nach der Operation des grauen Stars die Blendempfindlichkeit weiter. Oft hat man sich an das Bild der getrübten Linse gewöhnt und es dauert etwas, bis man sich an die neue, klare Sicht gewöhnt hat. Bleibt die Blendempfindlichkeit, hilft oft ein Besuch bei einem spezialisierten augenoptischen Fachgeschäft.

## Kann mir eine Sonnenbrille gegen die Blendempfindlichkeit helfen?

Im augenoptischen Fachgeschäft können Sie verschiedene Filterbrillen ausprobieren. Es gibt Brillengläser, die sich automatisch an die Umgebungshelligkeit anpassen können (fototrope Gläser) und so für ein angenehmes Sehen sorgen. Auch besteht – gerade, wenn Erkrankungen der Makula oder des Sehnervs hinzukommen – die Möglichkeit, bestimmte Filter (Kantenfilter) in die Gläser einbauen zu lassen, die besonders blendende Blautöne aus dem Spektrum des sichtbaren Lichtes entfernen. Diese Filter gibt es auch als angepasste Aufsätze für Ihre bestehende Brille, sodass Sie diese weiterhin nutzen können. Lassen Sie sich am besten beraten und probieren Sie verschiedene Gläser aus.

## Ich bin auf das Auto angewiesen – darf ich mit grauem Star noch fahren?

Nach der Fahrerlaubnisverordnung sind mindestens eine bestimmte Sehschärfe, das vollständige Gesichtsfeld mit den Außengrenzen eines Auges sowie einige andere Anforderungen je nach Führerscheinklasse erforderlich. Bestehen erhebliche Probleme bei der Sicht in der Dämmerung, kann ein Nachtfahrverbot erteilt werden. Ihre Augenärztin oder Ihr Augenarzt kann nach der Operation des grauen Stars ermitteln, ob Sie noch Auto fahren dürfen oder nicht. Sollten dabei grenzwertige Befunde bestehen, kann es sein, dass Sie zur Begutachtung an eine spezialisierte Praxis oder Klinik überwiesen werden. Tun Sie bitte sich und Ihren Mitmenschen den Gefallen und verzichten Sie auf das Auto, wenn Sie sich nicht sicher fühlen zu fahren oder wenn Ihnen ein Fahrverbot auferlegt wurde. Ich habe in der Sprechstunde leider viele unangenehme Gespräche zu diesem Thema, aber auch der bekannte Weg zum Supermarkt kann plötzlich riskante Situationen durch spielende Kinder oder einen rollenden Ball beinhalten. Seien Sie bitte verantwortungsbewusst und verzichten Sie in diesem Fall auf das Auto, auch wenn es nicht leichtfällt.

## Ich möchte in den Urlaub fahren. Was muss ich beachten?

Bei bestehendem grauem Star ist nur wichtig, dass Sie noch eine ausreichende Sehschärfe besitzen, um sich zu orientieren und eigenständig zu agieren. Wurden Sie kürzlich operiert, ist eine postoperative Therapie mit Augentropfen erforderlich. Generell ist es nicht empfehlenswert, direkt nach der Operation in den Urlaub zu fahren. Sollte es jedoch unvermeidlich sein, lassen Sie sich einen ausreichenden Vorrat an Augentropfen verschreiben und nehmen Sie diese mit. In manchen Ländern ist ein Nachweis erforderlich, wenn Sie Medikamente einführen. Daher sollten Sie ein entsprechendes Dokument Ihrer Ärztin oder Ihres Arztes dabeihaben.

Hilfreich kann es auch sein, auf Ihrem Smartphone die wichtigsten Begriffe in der Landessprache zum grauen Star, zur durchgeführten Operation und zu den möglichen Problemen, die auftreten können, zu vermerken. Dann sind diese schnell griffbereit, sollte ein Notfall eintreten. Müssen Sie darüber hinaus bei trockenem Auge oder grünem Star Tropfen nehmen, sollten Sie auch dazu Informationen dabeihaben. Beachten Sie, dass einige Augentropfen im Kühlschrank aufbewahrt werden müssen. Dafür eignet sich für den Flug eine kleine Kühltasche. Sinnvoll ist vorab eine E-Mail an das Hotel, ob die Augentropfen im Zimmer (Minibar) oder an der Rezeption gelagert werden können. Die Erfahrungen meiner Patienten und Patientinnen sind durchweg positiv, wenn rechtzeitig vorab angefragt wird.

## Kann ich mit Intraokularlinsen noch MRT-Untersuchungen machen lassen?

Die Intraokularlinsen bestehen aus Kunststoffen (Acryl, Silikon, PMMA) und sind daher MRT-tauglich. Die Entwicklung der Implantate im menschlichen Körper und auch im Auge schreitet aber stetig voran und es gibt Studien und Produktdesigns, bei denen Linsen auch mittels Sensorik den Augeninnendruck bestimmen können. Sollten Sie derartige Implantate im Auge haben, empfiehlt sich das Gespräch mit Ihrer Ärztin oder Ihrem Arzt oder der Blick in die Patientenbroschüre, bevor Sie eine MRT-Untersuchung machen lassen.

## Kann ich dem grauen Star vorbeugen?

Da einer der größten Risikofaktoren für den grauen Star das Alter ist, sind regelmäßige augenärztliche Kontrollen aus meiner Sicht sehr empfehlenswert. Weil das Alter auch beim grünen Star als Risikofaktor eine Rolle spielt, sollten Sie diese beiden Untersuchungen kombinieren. Das Glaukom schreitet unerkannt voran und macht sich leider oft erst in späten Stadien bemerkbar. Alle zwei Jahre sollten Sie ab dem 40. Lebensjahr bei der Augenärztin oder dem Augenarzt die Vorsorgeuntersuchung machen lassen. Ab dem 60. Lebensjahr wird sie jährlich empfohlen. Leider wird sie von den gesetzlichen Krankenkassen nicht bezahlt, aber es ist eine Investition in Ihre Gesundheit und unseren wichtigsten Fernsinn: den Sehsinn.

## Sollte ich Nahrungsergänzungsmittel nehmen?

Aktuell gibt es keinen harten Beweis für einen positiven Effekt von Nahrungsergänzungsmitteln zur Vorbeugung des grauen Stars. Allenfalls für eine Vitamin-C-reiche Kost konnte in Zwillingsstudien ein schützender Effekt ermittelt werden. Generell leben wir in keinem Vitaminmangelland; Nahrungsergänzungsmittel können eine abwechslungsreiche und gesunde Ernährung nicht ersetzen. Generell gelten eine sportliche Betätigung und der Verzicht auf Gifte wie Alkohol und Tabak nicht nur für die Augen als gesund. Wenn ein Verzicht für Sie nicht infrage kommt, sollten Sie den Konsum wenigstens auf ein geringes Maß einschränken.

## Was ist von Augentraining zu halten, das der Alterssichtigkeit entgegenwirken soll?

Die Befürworter des Augentrainings gehen davon aus, dass sich durch bestimmte Übungen Refraktionsfehler wie Kurz- oder Weitsichtigkeit, aber auch die Alterssichtigkeit wegtrainieren ließen. Ich empfehle Ihnen, kein Geld für Derartiges auszugeben, da dies schlichtweg nicht möglich ist. Die Ursache der Alterssichtigkeit ist vor allem eine zunehmende Verhärtung des Linsenkerns, sodass sich die Linse trotz der Aktivität des Ziliarmuskels nicht mehr an die Nähe anpassen kann. Da hilft auch kein Training des funktionsfähigen Muskels. Kurzsichtigkeit, die durch eine myopisierende Katarakt ausgelöst wird, kann dadurch ebenfalls nicht behandelt werden. Kurzzeitige positive Effekte, die berichtet werden, können durch kleinere Verformungen des Augapfels durch Druck erklärt werden. Kurzsichtige können zum Beispiel schärfer sehen, wenn sie auf den Augapfel drücken, da dieser dann leicht verkürzt wird. Ähnlich wirken bestimmte Kontaktlinsen der Orthokeratologie, die die Kurvatur der Hornhaut durch Tragen in der Nacht verändern und damit die Brechkraft anpassen. So kann in einigen Fällen durch das nächtliche Tragen dieser Linsen tagsüber auf das Tragen einer Brille verzichtet werden.

## 156 Kann Akupunktur oder Homöopathie den grauen Star verbessern?

Für die homöopathische Therapie des grauen Stars wie auch für die Akupunktur gibt es keine harte wissenschaftliche Evidenz, die über den Placebo-Effekt hinausgeht. Möchten Sie sich durch Akupunktur oder Homöopathie behandeln lassen, können Sie das zusätzlich zur Therapie, die Ihnen Ihre Ärztin oder Ihr Arzt empfohlen hat, gern machen. Aber setzen Sie bitte nicht die etablierte Therapie eigenmächtig ab, sondern kombinieren Sie Schulmedizin mit Akupunktur, Homöopathie oder sanften Naturheilverfahren. Auch Entspannungstechniken können Ihnen bei der Bewältigung von Stresssituationen im Rahmen von Augenerkrankungen gut helfen.

## 157 Es soll Tropfen geben, die den grauen Star heilen können. Stimmt das?

Es gibt immer wieder Anbieter, die Augentropfen gegen den grauen Star verkaufen. Eine medikamentöse Heilung durch z. B. Augentropfen ist aber leider bislang nicht möglich. Einzig die Operation kann die getrübte körpereigene Linse durch eine klare Kunstlinse ersetzen. Sparen Sie lieber Ihr Geld und kaufen Sie sich etwas Schönes dafür.

## 158 Sollte ich an einer klinischen Studie teilnehmen, wenn sie mir angeboten wird?

Sie sollten die Chancen und Risiken, die eine Teilnahme an einer klinischen Studie mit sich bringt, gegeneinander abwägen und für sich entscheiden. Positiv ist, dass Sie im Rahmen einer Studie engmaschig untersucht werden und Zugang zu neuen Verfahren und Medikamenten erhalten können, die noch nicht in der Breite verfügbar sind. Es werden immer neue Intraokularlinsen entwickelt und in klinischen Studien getestet. Es kann jedoch auch sein, dass Sie, wenn gegen einen bestehenden Linsentyp, ein Placebo oder ein etabliertes Medikament getestet wird, dieses erhalten werden. Die Nachteile können sein, dass Sie an regelmäßigen Terminen zu Untersuchungen erscheinen müssen, die engmaschiger als in der Regelversorgung sind. Zudem ist das neue Medikament eventuell weniger wirksam als die etablierte Therapie. Nach meiner persönlichen Erfahrung sind viele Patientinnen und Patienten sehr motiviert, an klinischen Studien teilzunehmen, aber das ist eine sehr individuelle Entscheidung, die auch die nötige Bedenkzeit erfordert.

## 159 Welchen Tipp können Sie mir noch geben?

Sie sind nicht allein, haben Sie Vertrauen in Ihre Ärztin oder Ihren Arzt. Die Diagnose des grauen Stars mag entweder überraschend gekommen sein oder hat sich durch eine Sehverschlechterung schon angekündigt, ist aber bei Weitem kein Schicksal. Es gibt heutzutage mehrere Möglichkeiten, den grauen Star effektiv zu behandeln, und eine riesige Auswahl an Intraokularlinsen, die unterschiedliche Eigenschaften haben. Lassen Sie sich von niemandem zu einer Operation überreden, wenn Sie gar keine Beschwerden haben. Beim grauen Star bestimmt der Patient den Zeitpunkt der Operation. Sollten Sie noch eine offene Frage haben, schreiben Sie mir gerne.

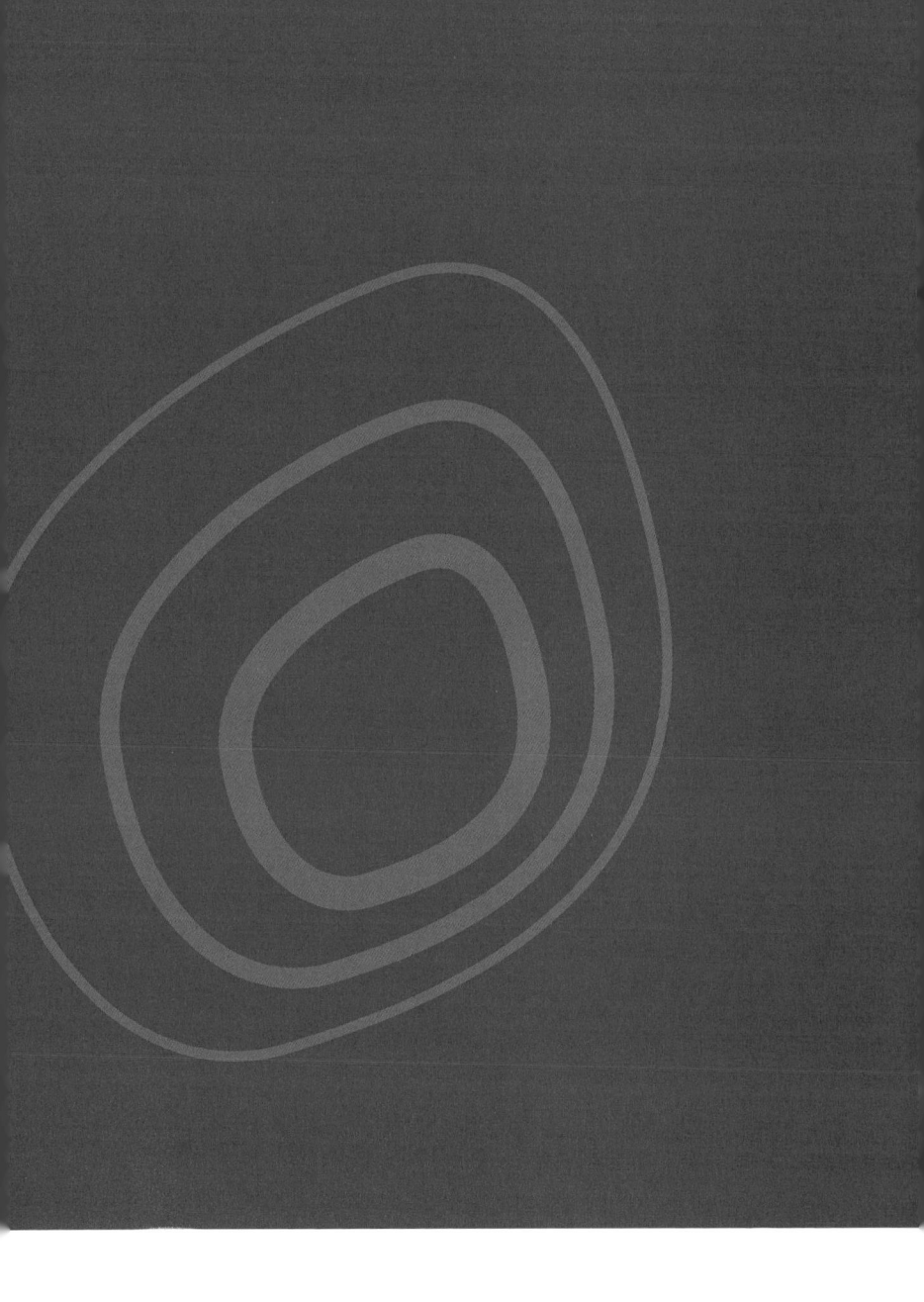

# GRAUER STAR: ANHANG

## Online-Ressourcen zu diesem Buch

Nähere Informationen zu Online-Fragestunden für Patientinnen und Patienten („Meet the expert") sind über: kosmos.de/digital/ abrufbar.

## Autorenkontakt

Dr. med. Carsten Grohmann
cg@carsten-grohmann.de

## Quellen

**Alió, Jorge L./Pikkel, Joseph (Hg.):** Multifocal intraocular lenses – the art and the practice, Basel: Springer International Publishing 2019.

**Bowling, Brad/Burk, Reinhard/Tönjes, Sibylle:** Kanskis Klinische Ophthalmologie: Ein systematischer Ansatz, 8. Aufl., München: Urban & Fischer Verlag/Elsevier GmbH 2019.

**European Glaucoma Society (Hg.):** Terminologie und Leitlinien für das Glaukom, 5. Aufl., European Glaucoma Society 2020.

Kohnen, Thomas/Koch, Douglas D. (Hg.): Cataract and refractive surgery – Progress III, Berlin: Springer 2009.

**Lachenmayr, Bernhard/Friedburg, Dieter/Buser, Annemarie:** Auge – Brille – Refraktion: Schober-Kurs: verstehen – lernen – anwenden, 5. Aufl., Stuttgart: Thieme 2016.

**Liu, Christopher/Bardan, Ahmed Shalaby (Hg.):** Cataract surgery – pearls and techniques, Basel: Springer International Publishing 2021.

**Diverse Leitlinien der Deutschen Ophthalmologischen Gesellschaft e. V. (DOG) und des Berufsverbands der Augenärzte**

Deutschlands e.V. (BVA), https://www.dog.org/aertzeschaft/ leitlinien-von-dog-und-bva/ (abgerufen am 14.08.2023):

- Leitlinie Nr. 2 „Augenärztliche Basisdiagnostik bei Kindern in den ersten zwei Lebensjahren"
- Leitlinie Nr. 7 „Versorgung von Sehbehinderten und Blinden"
- Leitlinie Nr. 8 „Verletzungen des Auges und seiner Anhangs-gebilde"
- Leitlinie Nr. 11 „Trockenes Auge"
- Leitlinie Nr. 15 a „Primäres chronisches Offenwinkelglaukom, Normaldruckglaukom und okuläre Hypertension"
- Leitlinie Nr. 15 b „Frühkindliches Glaukom"
- Leitlinie Nr. 18 „Systemische Medikamente mit Nebenwirkun-gen am Auge"
- Leitlinie Nr. 19 „Operation der Katarakt (Grauer Star) im Er-wachsenenalter"
- Leitlinie Nr. 23 „Glaskörpertrübungen / Mouches volantes"

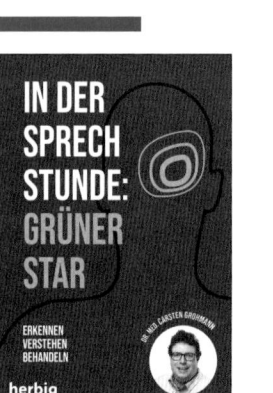

# Die wichtigsten Antworten zum Leben mit Glaukom

Der Grüne Star (Glaukom) ist eine der häufigsten Augenerkrankungen bei Menschen über 40. Wird das Glaukom nicht
rechtzeitig erkannt, kann es den Sehnerv schädigen, das
Sehvermögen einschränken und schlimmstenfalls zur Erblindung führen. Dr. Carsten Grohmann, Facharzt für Augenheilkunde, beantwortet die häufigsten Patientenfragen zu
Diagnose und Therapie, klärt über die gängigen Untersu-
chungs- und Operationsverfahren auf und gibt hilfreiche Tipps
aus seinem Praxisalltag.

Carsten Grohmannr
**IN DER SPRECHSTUNDE: GRAUER STAR**
128 Seiten · ISBN 978-3-96859-044-8

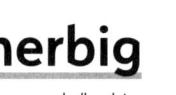

kosmos.de/herbig

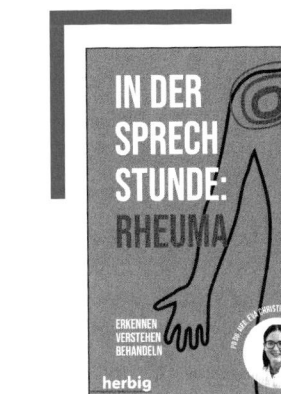

# Volkskrankheit Rheuma – wenn das Immunsystem verrücktspielt

In Deutschland sind rund 2 % der Bevölkerung von einer Krankheit aus dem rheumatischen Formenkreis betroffen. Ihr Immunsystem greift den eigenen Körper an. Die Folge sind ständige Entzündungen, Schmerzen und Einschränkungen im Alltag. Dieses Buch richtet sich an Erkrankte und deren Angehörige und beantwortet kompetent die wichtigsten Patientenfragent. Konkrete Hilfestellungen, Tipps und Hintergrundinformationen sollen Betroffenen helfen mit ihrer Erkrankung zu leben.

Eva Christina Schwaneckr
**IN DER SPRECHSTUNDE: RHEUMA**
128 Seiten · ISBN 978-3-96859-055-4

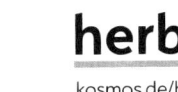

kosmos.de/herbig

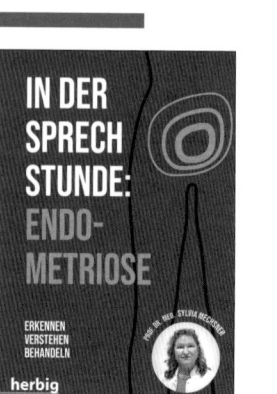
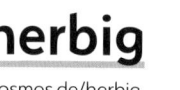